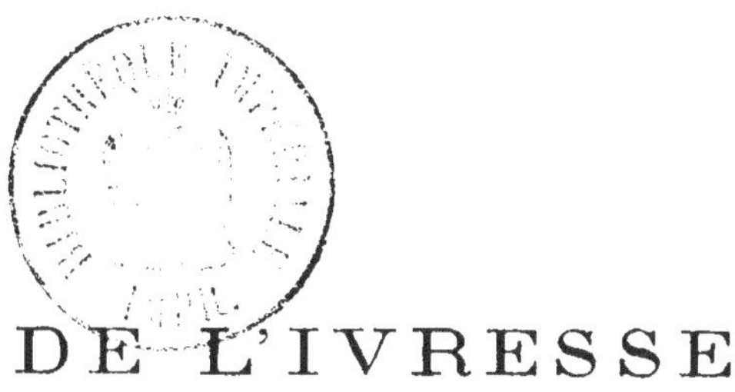

DE L'IVRESSE

CONSIDÉRÉE DANS

SES CONSÉQUENCES MÉDICO-LÉGALES.

DE

L'IVRESSE

CONSIDÉRÉE DANS SES

CONSÉQUENCES MÉDICO-LÉGALES

PAR

C.-C. BRILLAUD-LAUJARDIÈRE,

AVOCAT.

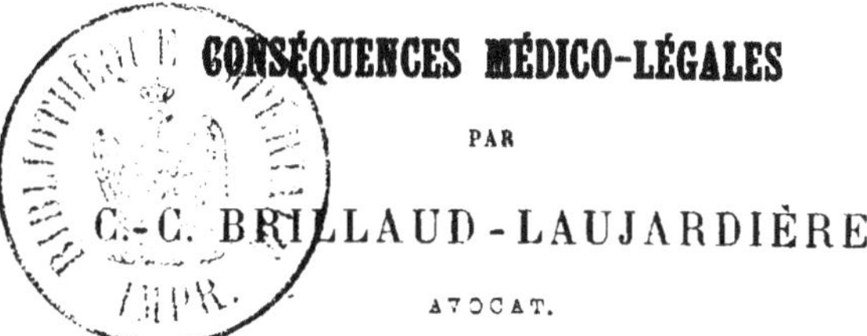

Non est animus in sua potestate,
ebrietate devinctus.

SENÈQUE, ép. 83.

PARIS

AUGUSTE DURAND, LIBRAIRE,

7, RUE DES GRÈS ET RUE TOULLIER, 1.

1866

Nantes, impr. MERSON, rue Notre-Dame.

PRÉFACE.

—

La raison qui dirige chacune des actions humaines, permet seule à l'homme de discerner le juste de l'injuste. C'est de la lumière qui éclaire son intelligence, que dérive le libre arbitre; aussi, lorsqu'une mauvaise action a été commise, la société est en droit d'en demander compte à l'être pensant, et la peine est alors justement appliquée à celui qui a méconnu la règle du devoir.

Si, au contraire, les ténèbres ont éclipsé l'intelligence, pour ne plus laisser subsister que le trouble complet du cerveau, centre moteur des pensées, l'élément essentiel de la responsabilité manque; on ne rencontre plus qu'un acte non apprécié, non consenti; on n'est plus en face que d'un malade, contre lequel aucune peine ne saurait être légitimement prononcée.

Notre législation criminelle, d'accord avec le bon sens universel, a toujours protégé ce principe fondamental, que jamais l'acte matériel seul ne peut engendrer une culpabilité; ce n'est que l'acte répréhensible, fécondé par la volonté de l'accomplir, que frappe la loi pénale. Sans la double condition d'acte matériel joint à la volonté, toute peine est impossible; l'art. 64 C. P. le confirme; il dit : « Il n'y a ni crime ni délit lorsque le prévenu était en état de démence au temps de l'action, ou lorsqu'il a été contraint par une force à laquelle il n'a pu résister. »

S'appuyant sur ce principe, il faut décider que, lorsque la pensée a disparu, il y a impossibilité de reconnaître où est le devoir; la matière agit seule, puisqu'elle n'est plus vivifiée par les idées qui donnent le discernement. Tout acte qui advient en cet état anormal et de perturbation est non imputable.

Si l'homme est atteint d'aliénation, de folie, il faut savoir respecter l'art. 64 C. P., qui déclare que toutes les fois que l'auteur d'une action est abandonné de la raison, et ne reste plus dominé que par la folie et le fantôme des hallucinations, quelle que soit la cause de la maladie, les actes se produisant à ce moment, et n'étant pas produits par une volonté manifeste, non équivoque, il y a irresponsabilité, puisqu'au temps de l'action l'homme était privé de discernement.

Ces principes incontestables bien établis, nous

nous sommes demandé ce qu'il fallait décider au cas où l'ivresse *complète* aura occasionné le bouleversement moral prévu par l'art. 64 C. P. — L'ivresse *complète* faisant naître très-positivement l'aliénation, notre réponse devait être conforme au vœu de cette disposition, et nous devions décider que tout acte commis à ce moment était non imputable, puisqu'il y a absence d'intellect, voile épais qui rend l'âme impuissante à imprimer une direction quelconque.

Assurément, il serait insensé de poser comme principe général que l'ivresse empêche l'application de toute pénalité ; une thèse aussi absolue serait plus que téméraire : ce n'est pas la nôtre. Nous avons froidement étudié cette sérieuse question, sans parti pris, que celui d'arriver à la vérité ; et, protégé par l'unanimité des maîtres de la science, nous établissons des distinctions entre les divers genres d'ivresse, en maintenant que l'ivresse *complète*, accidentelle ou volontaire, une fois advenue, produisant l'aliénation, les actes perpétrés à ce moment sont ceux d'un automate, par suite non imputables.

Quant à l'ivresse légère, qui amoindrit seulement les forces de l'intelligence, qui les atténue, elle ne crée pas la non-imputabilité, parce que l'homme est encore à lui-même; il est punissable des actes répréhensibles commis à ce moment, mais en tenant compte du degré de l'affaiblissement mental causé par la maladie.

En dehors de ces deux genres d'ivresse, nous repousserons toujours ces moyens sans force dont les prévenus abusent chaque jour devant nos tribunaux, par cette réponse sans portée : « J'étais ivre !... » L'homme échauffé par le vin n'est pas un malade; son intelligence demeure toujours; il n'est que légèrement surexcité; il est en possession de son libre arbitre : il n'y a pas ivresse confirmée ; il est punissable.

Enfin, nous écartons encore le moyen de l'art. 64 C. P. dans le cas d'ivresse *préméditée*, c'est-à-dire celle que se procure, de sens rassis, le criminel dont le dessein coupable est arrêté et voulu avant l'ivresse.

Dans ce cas, la volonté du crime est formelle ; l'acte est bien médité et arrêté ; l'ivresse reste alors un mode d'exécution : la loi pénale doit être appliquée dans sa rigueur.

Il n'était pas permis d'aborder un sujet comme l'ivresse, sans rechercher les moyens de combattre ce vice désastreux ; nous les signalons. Nous demandons beaucoup ; mais le mal est grand ;

il amène chaque jour des désastres de tout genre : notre sévérité est justifiée par la gravité du fléau.

—

DE L'IVRESSE

CONSIDÉRATIONS GÉNÉRALES

L'ivresse est la passion de ceux qui sont dominés par les sensations égoïstes; elle n'amène aucune jouissance véritable, parce qu'elle éteint le sentiment. Cet avilissement de l'homme consiste dans l'appétit déréglé des boissons enivrantes. Arrivée à l'état endémique, l'ivresse constitue une mort anticipée; car, si l'ivrogne existe de la vie animale, son intelligence a disparu, puisque, le cerveau ne fonctionnant plus, la source des pensées est tarie.

Un philosophe du XVIᵉ siècle a fidèlement dépeint l'ivresse, lorsqu'il disait : « L'ivrognerie est un vice lasche et grossier; il se descrie assez lui-mesme par les gestes et contenances de ceux qui en sont attaincts, desquelles la plus doulce et honneste est d'être assoupi et hébété, inutile de tout bien : jamais homme aymant sa gorge et son ventre ne feit belle œuvre; aussy est-il de gens de peu et bestial. Bref elle oste du tout le sens et pervertit l'entendement. *Vinum clavo caret, dementat sapientes, facit repuerascere senes* (1). »

Poussée à ses dernières limites, l'ivresse produit les effets des substances narcotiques et stupéfiantes; c'est un véritable empoisonnement, avec cette distinction, cependant, que ses traces sont habituellement fugitives. Quelquefois néanmoins elle laisse un état constant d'abrutissement, de défaillance des forces et d'oblitération du système nerveux; mais ce demi-délire permanent ne se remarque guère que chez l'ivrogne de profession (c'est une vérité triste, mais l'*ivrogne de profession* n'est pas une création imaginaire), alors que l'abus est arrivé à son paroxysme. Cette complète dégradation n'apparaît qu'à la suite de l'usage immodéré des liqueurs alcooliques, dernier aiguillon auquel a recours le buveur blasé, chez lequel le vin n'agit plus.

On a voulu souvent enlever à l'ivresse son véritable caractère : à l'aide de synonymes habilement employés,

---

(1) **Charron**, *De la Sagesse*, p. 733.

on a tenté de ne la ranger que parmi les simples peccadilles; des poëtes l'ont même chantée; mais elle n'en restera pas moins un vice que tout homme d'honneur évitera avec soin. Il faut reconnaître, avec M. de Jaucourt, « que, si ce vice est moins coûteux à la conscience que beaucoup d'autres, il demeurera toujours un vice stupide, grossier, brutal, qui trouble les facultés de l'âme, attaque et renverse le corps. Il n'importe que ce soit dans du vin de Tockai ou du vin de Brie que l'on noie sa raison; cette différence du grand seigneur au savetier ne rend pas le vice moins honteux. Les buveurs de profession n'ont plus de palais; leur fin, *c'est l'avaler plus que le goûter* (1). »

Mais, de ce que l'homme ivre, une fois les fumées du vin dissipées, retrouve sa raison, redevient lui-même, il n'en est pas moins vrai que, tant que dure cet état honteux, son intelligence est entourée de ténèbres, son cerveau détraqué, et que le libre arbitre, qui lui permet de discerner la moralité de ses actions, a cessé d'exister avec le commencement de l'ivresse.

Devant un oubli si triste de sa dignité, l'homme noyé dans les vapeurs du vin a certainement commis un manquement à ses devoirs; mais une question sérieuse demeure toujours à résoudre : les actes per-

---

(1) De Jaucourt, *Esprit de l'Encycl.*, t. VI, pag. **224.** Paris, an VIII.

pétrés dans l'ivresse engendrent-ils pour lui une responsabilité ?

Pour tous ceux qui n'envisagent la solution à donner que suivant les lumières de la conscience, pas de difficulté : celui qui agit sans comprendre la portée de son action, n'est plus qu'un automate.

Au point de vue criminel, la question semble au premier abord plus délicate; car, s'il n'est jamais permis d'étendre un texte pénal, alors qu'il s'agit de frapper un accusé, de même faut-il décider qu'il n'est pas plus permis de créer des excuses en dehors des cas prévus par la loi. — Deux opinions sont ici en présence. Suivant les uns, le Code pénal, par son article 65, établit positivement : « Que nul crime ou délit ne peut être excusé, ni la peine mitigée, que dans les cas et dans les circonstances où la loi déclare le fait excusable, ou permet de lui appliquer une peine moins rigoureuse. » Or, dans aucune des dispositions indiquées aux articles 321 et suivants, relatives aux excuses, la loi pénale n'a attribué ce caractère à l'ivresse; donc la peine doit quand même être appliquée aux crimes ou délits commis en état d'ivresse.

Suivant les autres, au contraire, la peine ne trouvant de raison d'être que dans le crime, il faut, pour que le châtiment soit juste, qu'il atteigne un homme dont l'intelligence a été libre, qui a pu apprécier, peser et comprendre la portée de l'action commise; car jamais le législateur n'a entendu frapper un acte matériel, abstraction faite de l'intention criminelle, mais bien un projet médité, réfléchi, déterminant l'agent à l'accomplir. Si, dans une accusation, cette intention n'apparaît pas, où trouvera-t-on la justification de la peine appliquée à une pensée perverse, alors qu'aucune pensée n'a pu être appréciée par un cerveau malade?

S'il est vrai que l'ivresse étouffe le plus noble apanage accordé à l'homme, l'intelligence, il ne reste plus qu'une machine qui se meut sans motifs, qui agit sans discernement comme la brute, qui est même ravalée au-dessous d'elle; car, à défaut d'intelligence, la brute possède l'instinct, que l'homme ivre n'a même pas. Si, dans un pareil état d'égarement, une action coupable se produit, pourra-t-on légitimement appliquer une peine? Nous disons que non, parce que la peine suppose infraction du devoir, et que la responsabilité n'est que le corollaire de la liberté de l'agent. Si donc le moraliste, comme le médecin, arrive à démontrer que l'ivresse occasionne un bouleversement bien réel du cerveau, et que ce trouble constant est toujours accompagné du dérangement des fonctions intellectuelles, on est fondé à invoquer l'article 64 C. P., qui dispose : « Qu'il n'y a ni crime, ni délit, lorsque le prévenu était en état de démence au temps de l'action, ou lorsqu'il a été contraint par une force à laquelle il n'a pu résister. »

Afin d'avoir une idée complète de l'ivresse et de

justifier notre sentiment, nous commencerons cette étude par le résumé de la doctrine des théologiens sur ce sujet; pour examiner ensuite, au point de vue historique, l'opinion des différents peuples sur l'usage des boissons alcooliques, et les conséquences fatales que ce vice a toujours entraîné, nous terminerons en démontrant, nous l'espérons du moins, que l'ivresse, engendrant une véritable démence, un délire passager privant l'homme de discernement, comme la folie produite par la maladie, doit nécessairement rentrer dans l'exception de l'article 64 C. P., qui est toujours applicable lorsqu'il y a privation permanente ou momentanée des facultés intellectuelles.

CHAPITRE PREMIER

—

SOMMAIRE. — L'ivresse est condamnée par l'Écriture sainte. — Opinion des Prophètes sur ce vice; avis de saint Paul, de Tertullien, de saint Augustin, de saint Basile, de saint Ambroise. — L'ivresse est-elle un péché? Opinions de saint Thomas et des docteurs; divergence. — Le péché d'ivresse devient-il plus grief à raison de la personne qui le commet? — Punition portée contre l'ivrognerie par les conciles d'Adge et de Vannes. — Châtiments prononcés par plusieurs officiaux. — Résumé. — Les théologiens reconnaissent tous que l'ivresse fait disparaître l'intelligence : conclusions à en tirer.

La loi religieuse est toujours le guide le plus sûr à consulter, quand on veut se faire une idée juste sur la moralité des actions humaines; il est par suite utile, pour avoir des notions complètes sur toutes les questions graves, de recourir d'abord à ce code universel. Appliquant ce principe à l'examen de l'ivresse, nous en découvrons promptement les immenses dangers. La sainte Écriture nous apprend que nos premiers pères devinrent criminels par l'intempérance. Noé s'enivra par mégarde, et, après s'être endormi, parut nu et dans une posture indécente, exposé à la raillerie de ses enfants : « Bibensque vinum inebriatus est, et nudatus in tabernaculo suo (1). »

Loth se laisse enivrer à deux reprises par ses filles, et tombe, sans savoir ce qu'il faisait, dans le plus horrible des incestes : « Ascenditque Lot de Segor, et mansit in monte, duæ quoque filiæ ejus, etc.

» Dixitque major ad minorem : Pater noster senex est, et nullus virorum remansit in terrà qui possit ingredi ad nos juxta morem universæ terræ.

» Veni, inebriemus eum vino dormiamusque cum eo, ut servare possimus ex patre nostro semen.

» Dederunt itaque patri suo bibere vinum nocte illà : et ingressa est major, dormivitque cum patre; at ille non sensit, nec quando accubuit filia, nec quando surrexit, etc. (2). »

Ces deux exemples puisés dans la Bible ont sur notre sujet une sérieuse importance; ils démontrent que les hommes les plus justes, l'ivresse advenue, perdent l'intelligence à ce point, le dernier du moins, de commettre l'acte le plus odieux dont un père se puisse rendre coupable. Assurément ici, Loth, sauvé du désastre des villes impies par le Seigneur, n'a

______

(1) *Genèse*, caput IX, v. 21 et seq.
(2) Genèse, cap. XIX, v. 31 et seq.

jamais eu à répondre d'un acte involontaire, imputable à la lubricité d'enfants dénaturés; mais nous voyons où peut mener l'ivresse. Pour éviter de tomber dans les calamités de tout genre qu'elle fait naître, il faut suivre les sages conseils de l'Écriture, et éviter les excès du vin, qui est l'amertume de l'âme : « Amaritudo animæ vinum multum potatum (1). » Enfin, l'ivresse est justement représentée comme la source de la colère et de tous les maux : « Vinum multum potatum irritationem, et iram, et ruinas multas facit (2). »

La réalité des tristesses qui font toujours cortége à l'ivresse, n'est pas attestée que par l'Écriture; mais les prophètes, les docteurs et les théologiens sont encore unanimes pour la flétrir et conseiller de l'éviter. Le prophète Isaïe s'élève contre elle avec une grande énergie : Malheur à vous qui vous levez dès le matin, pour vous plonger dans les excès de la table, pour boire jusqu'au soir, jusqu'à ce que le vin vous échauffe par ses fumées. Malheur à vous qui êtes puissants à boire le vin et vaillants à vous enivrer. « Væ qui consurgitis mane ad ebrietatem sectandam, et potandum usque ad vesperam, ut vino æstuetis. Væ qui potentes estis ad bibendum vinum et viri fortes ad miscendam ebrietatem (3) ». Et le prophète Joel s'écrie : « Exper-

---

(1) *Eccles.*, cap. xxxi, v. 39.
(2) *Eccles* , cap. xxxi, v. 38.
(3) *Isaïe*, cap. v, v. 11 et 22.

giscimini, ebrii, et flete, et ululate, omnes qui bibitis vinum in dulcedine; quoniam periit ab ore vestro (1). »

Saint Paul, mettant l'ivrognerie sur le même rang que plusieurs autres crimes, déclare : Que les ivrognes ne seront pas héritiers du royaume de Dieu. « Neque molles, neque masculorum concubitores, neque fures, neque avari, neque *ebriosi,* neque maledici, neque rapaces, regnum Dei possidebunt (2). » C'est pour cela que saint Augustin dit nettement : Que tout ivrogne qui n'aura pas fait pénitence de son péché et qui y aura persévéré jusqu'à la mort, périra éternellement sans aucun doute; parce que le Saint-Esprit ne saurait mentir lorsqu'il fait dire à saint Paul : « Ebriosi regnum Dei non possidebunt. » L'ivresse, continue ce docteur, est comme une espèce de puits infernal qui retient d'une telle manière tous ceux qui s'y laissent tomber, que, s'ils ne font une sincère pénitence de leur faute et ne se corrigent véritablement, ils ne peuvent jamais sortir de cet abîme rempli de ténèbres et retourner à la lumière de la charité et de la sobriété. « Quicumque pœnitentiam de ipsa non egerit, sed usque ad mortem suam in ipsa ebrietate permanserit, in æternum profecto peribit, quia non mentitur Spiritus

---

(1) *Joel*, caput i, v. 5.
(2) Saint Paul, *Epist. ad Corinth.*, cap. vi, v. 10.

Sanctus per Apostolum dicens : « Neque ebriosi regnum Dei possidebunt. » Ebrietas quasi inferni puteus, quoscumque susceperit, nisi digna subvenerit, pœnitentia et emendatio fuerit subsecuta, ita fortiter sibi vendicat ut eosdem ipsos de inferni tenebroso puteo ad charitatis vel sobrietatis lucem redire sine pœnitentia non permittat (1). » Parlant encore de l'ivresse, saint Augustin dit : Que c'est un démon flatteur, un doux poison; quiconque en est dominé, n'est pas maître de lui-même; il ne commet pas seulement un péché lorsqu'il s'enivre, mais il n'est lui-même que péché. « Ebrietas est blandus dœmon, dulce venenum; quam qui habet se ipsum, non habet quam qui facit, peccatum non facit, sed ipse totus est peccatum (2). »

Le sage n'est pas moins énergique à démontrer les dangers des excès de boissons : Le vin est une source d'intempérance, et l'ivresse est pleine de désordres; celui qui y met son plaisir ne deviendra jamais sage. « Luxuriosa res, vinum et tumultuosa ebrietas; quicumque his delectatur, non erit sapiens (3). »

Aussi l'Écriture engage-t-elle toujours à fuir avec soin les occasions qui peuvent conduire à ce péché : Ne vous trouvez point dans les festins de ceux qui

---

(1) Saint Augustin, *Sermo 13 de tempore.*
(2) Saint August., *in quodam serm.*
(3) *Lib. Proverb.*, cap. xx, v. 1.

boivent, ni dans les débauches de ceux qui apportent des viandes pour manger ensemble; car, passant le temps à boire et à se traiter ainsi, ils seront consumés. « Noli esse in conviviis potatorum, nec in comessationibus eorum, qui carnes ad vescendum conferunt; quia vacantes potibus, et dantes symbola consumentur et vestietur pannis dormitatio (1). »

L'Écriture ne se borne pas à flétrir l'ivresse seulement comme péché; mais elle démontre encore les conséquences du vice à un autre point de vue : Qui aime les festins, sera dans l'indigence; celui qui aime le vin et la bonne chère, ne s'enrichira pas. Non-seulement l'intempérance appauvrit, mais ce vice tue. « Propter crapulam multi obierunt; qui autem abstinens est, adjiciet vitam (2). »

Le prophète Osée, voulant montrer combien l'ivresse dégrade l'homme, déclare qu'elle lui enlève son intelligence : « Vinum et ebrietas auferunt cor (3). »

Sur cette question, tous les docteurs sont unanimes : L'ivresse, dit saint Basile, est un démon volontaire que nous introduisons dans notre âme, pour nous satisfaire et pour prendre nos plaisirs; c'est la mère de la malice, l'ennemie de la vertu : elle fait devenir

---

(1) *Lib. Proverb.*, cap. XXIII, **v. 20 et 21.**
(2) *Eccl.*, cap. XXVII, **v. 34.**
(3) **Cap. IV, v. 11.**

lâches les hommes les plus généreux, et rend impudiques ceux qui sont les plus tempérants; enfin, elle ne connaît pas la justice et éteint entièrement la prudence. « Ebrietas dœmon est voluntarius ex voluptate animabus nostris inditus : ebrietas malitiæ mater est, virtutis inimica, fortem virum reddit ignavum, ex temperato facit lascivum, justitiam ignorat, prudentiam extinguit (1). » Et, plus loin, il ajoute : « L'intempérance est la fontaine des concupiscences; ceux qui veulent conserver les vertus et principalement la pureté, doivent, avant toutes choses, réprimer l'incontinence de la bouche, de laquelle, comme d'une source empoisonnée, coulent tous les vices (2). »

Tertullien, après avoir fait ressortir les avantages dont jouit l'homme sobre, s'écrie : « Notre cœur n'a-t-il pas alors plus de vigueur qu'au moment où ce domicile de l'homme intérieur, chargé de viandes, inondé de vins, n'a plus d'autre faculté, ni d'autre énergie que pour la débauche! — Mais, d'ailleurs, combien en est-il qui se souviennent de la religion, lorsque le siége de la mémoire est occupé et que les organes de la sagesse sont dans les entraves? Non, personne ne songera à Dieu comme il convient, comme il est juste, comme il est expédient, dans le moment

---

(1) Saint Basile, *Serm. in ebriet.*
(2) Saint Basile, *Disc. p. le premier dimanche de carême.*

où l'homme lui-même a coutume de disparaître. Point de discipline qui ne soit ébranlée ou anéantie par l'intempérance (*Du Jeûne*). »

Saint Ambroise définit ainsi l'ivresse : Elle entretient l'impureté, elle porte à la folie : c'est le venin de la sagesse; elle change et pervertit le corps et l'esprit des hommes, les rendant semblables à des bêtes de somme et sujets à commettre les plus infâmes brutalités. « Ebrietas fomentum libidinis, ebrietas incentivum insaniæ, ebrietas venenum sapientiæ : hæc sensus hominum mutat et formas, per hanc fiunt ex hominibus equi adhinnientes : si quidem naturali vapore corporis calidi, et præter naturam vini calore flammati, cohibere se non queunt, et in bestiales libidines excitantur (1). » Ce théologien exhorte encore à éviter avec soin de tomber dans ce péché, parce que sa conséquence inévitable est désastreuse, puisque, attaquant le cerveau, elle fait disparaître l'intelligence, et qu'alors on commet des fautes dans un véritable état d'ignorance. « Vitendam discimus ebrietatem, per quam crimina cavere non possumus. Nam quæ sobrii cavemus, per ebrietatem ignorantes committimus. Parum est quod ea inflammat libidinem, accendit cupiditates corporis : ipsam quoque mentem subruit, et animum capit, sensum extorquet (2). »

---

(1) **S. Ambr.**, *lib. de Jejun.*, **cap.** XVI.
(2) S Ambr., *de Abrah.*, lib. **1**, n⁰ 57.

L'ivresse, suivant l'avis de saint Thomas, doit être
rangée au nombre des péchés mortels, lorsque l'homme
s'enivre sciemment. « Unde ebrietas per se loquendo,
est peccatum mortale?... — Ad secundum dicendum
quod plus sumere in cibo vel potu quam necesse sit,
pertinet ad vitium gulæ, quæ non simper est peccatum
mortale; sed plus sumere in potu scienter usque ad
ebrietatem, hoc est peccatum mortale. Unde Augustinus dicit, *in X Confess., cap. 31.* Ebrietas longe est
a me; misereberis, ne appropinquet mihi; crapula
autem nonnunquam subrepit servo tuo (1). »

Plus loin, le même docteur indique nettement de
combien de manières l'ivresse peut se produire; il dit :
Que le péché de l'ivresse consiste dans l'excès du
vin et dans le désir désordonné qu'on a de le boire.
Or, il peut arriver que l'on s'enivre en trois manières
différentes; car on peut quelquefois ne prendre pas
garde que l'on boit avec excès, et ne savoir pas que le
vin enivre; et, de cette façon, l'ivresse peut être sans
péché, comme il a été déjà dit. Quelquefois on connaît
bien que l'on boit trop; mais on ne croit pas pourtant
qu'une telle quantité soit capable d'enivrer, et, dans
ce cas, l'ivresse peut n'être qu'un péché véniel. Enfin,
il arrive d'autres fois qu'un homme connait qu'il boit
trop, et se met en état de s'enivrer; mais, nonobstant

---

(1) Div. Thom., *2-2 de Ebriet.,* quæst. CL, art. 2.

cela, il aime mieux que cela arrive que de cesser de
boire ; et celui-là commet proprement le péché de
l'ivresse, parce que les actes moraux sont d'une espèce
particulière, non pas pour raison des choses qui
arrivent par accident et contre l'intention de celui qui
agit, mais seulement pour raison de la fin qu'on se
propose dans son action. Et c'est ainsi que l'ivresse
est un péché mortel, lorsqu'on se prive volontairement
et avec connaissance de cause de l'usage de la raison.
« Culpa ebrietatis, sicut dictum est, consistit in
immoderato usu et concupiscentia vini. Hoc autem
contingit esse tripliciter : uno modo sic quod nesciat
potum esse immoderatum et inebriare potentem; et
sic ebrietas potest esse sine peccato, ut dictum est,
alio modo sic quod aliquis percipiat potum esse immoderatum, non tamen æstimet potum esse inebriare
potentem, et sic ebrietas potest esse cum peccato
veniali; tertio modo potest contingere quod aliquis
bene advertat potum esse immoderatum et inebrian-
tem, et tamen magis vult ebrietatem in currere quam
a potu abstinere : et talis proprie dicitur ebrius, quia
moralia recipiunt speciem non ab his quæ per accidens
eveniunt præter intentionem, sed ab eo quod est per
se intentum. Et sic ebrietas est peccatum mortale,
quia secundum hoc homo volens et sciens privat se
usu rationis (1). »

---

(1) Div. Thom., *de Ebriet.*, *2-2*, quæst. CL, pag. 1049.

Le plus savant docteur de l'Église latine, saint
Jérôme, déclare que l'excès du vin allume le feu de
la volupté, et que l'impudicité domine toujours dans
l'ivresse. Un esprit échauffé de vin n'est pas longtemps sans se souiller d'impureté. « In vino luxuria
est; ubicumque saturitas et ebrietas, ibi libido domi-
natur. Animus mero æstuans, cito despumat in libidinem (1). » Et, parlant de l'intempérance, ce saint
docteur ajoute : « Que rien n'est plus misérable que
l'ivresse. L'homme ivre est un cadavre animé; c'est
un démon qui l'est de son propre choix, un malade
qui s'est exposé volontairement à l'être, un insensé
qu'on ne plaint pas; c'est l'opprobre de l'espèce humaine, également inutile à l'État, à ses amis, à ses
proches, à lui-même. »

De l'intempérance, dit encore un théologien, naît la
folle joie, les bouffonneries, l'impureté, le babil et la
stupidité : « De ventris ingluvie inepta lætitia, scurri-
litas, immunditia, multiloquium, hebetudo sensus circa
intelligentiam propagatur (2). » Aussi saint Augustin
n'hésite-t-il pas à qualifier l'ivresse de : « Grande peccatum, criminis portentum. »

Une très-grave question surgit ici : l'ivresse anéan-
tissant la raison et faisant disparaître la liberté, excuse-

---

(1) Div. Hieron, *Ep. ad Ocean.*
(2) *Gregorius*, liv. Ier.

t-elle devant Dieu les péchés que l'on commet en cet état? La difficulté est ainsi tranchée dans les conférences d'Angers : « Pour résoudre cette difficulté, il faut de toute nécessité examiner comment l'ivresse est arrivée. Si l'ivresse est survenue sans aucun péché, ce qui est fort rare, les fautes que l'on commettra en cet état ne peuvent rendre un homme coupable devant Dieu, supposé qu'il soit complétement privé de l'usage de sa raison; de même celui qui est devenu ivre sans qu'il y ait eu de sa faute, comme il y a apparence que cela arriva à Noé, ne peut pas plus pécher qu'un enfant ou un frénétique. Mais, au contraire, celui qui pèche en s'enivrant, qui le fait volontairement, se rend coupable, par cette mauvaise action, de tous les crimes qu'il commet ensuite. » Cette doctrine, consacrée dans les conférences d'Angers, est empruntée à saint Thomas, qui dit : Qu'une action peut être volontaire en deux manières : ou par elle-même, comme lorsque la volonté se porte directement à la faire; ou par raison de sa cause, lorsque nous voulons la cause et non pas l'effet qui s'ensuit; et cela se voit en la personne de celui qui s'enivre volontairement, puisque, dès lors, ce qu'il fait pendant son ivresse lui est imputé comme volontaire dans sa cause, quoiqu'il ne soit pas volontaire directement et par lui-même. « Aliquid enim potest esse voluntarium, vel secundum se, sicut quando voluntas directe in ipsum fertur : vel secundum suam causam, quando voluntas fertur in causam, et non in effectum, ut patet in eo qui voluntarie inebriatur; ex hoc enim quasi voluntarium ei imputatur quod per ebrietatem committit (1). »

Cet éminent docteur, se demandant si l'ivresse excuse le péché qui le suit, répond : Que, dans l'ivresse, il faut prendre garde à deux choses, savoir : au défaut qui s'ensuit, et à l'acte qui le précède. Si nous regardons le défaut qui s'ensuit, qui empêche l'usage de la raison, l'ivresse doit excuser le péché, en ce qu'elle rend l'action involontaire, pour raison de l'ignorance; mais, si nous regardons l'acte précédent, il faut distinguer, parce que si l'ivresse est arrivée sans aucun péché, dans ce cas, le crime qui s'ensuit est tout-à-fait exempt de faute; que si, au contraire, l'acte précédent n'a pas été exempt de faute, pour lors, le péché qui suit n'est pas entièrement excusable, puisqu'il est rendu volontaire par la volonté de l'acte qui l'a précédé, en ce que ce n'est qu'en s'occupant à une œuvre illicite que l'on est tombé dans le péché qui s'en est suivi. Néanmoins, ce péché, suivant nous, est moindre à proportion qu'il est moins volontaire. « *Unde Augustinus dicit contra Faustum, quod, Loth culpandus est, non quantum ille incestus, sed quantum ebrietas meruit. In* ebrietate duo attenduntur, scilicet defectus consequens et actus præcedens. Ex parte autem defectus conse-

---

(1) Div. Thom., 2-2, *in Corp.*, quæst. XVII, art. VII.

quentis, in quo ligatur usus rationis, ebrietas habet excusare a peccato, in quantum causat involuntarium per ignorantiam. Sed ex parte actus præcedentis videtur esse distinguendum : quia si ex actu illo præcedente subsecuta est ebrietas sine peccato, tunc peccatum sequens totaliter excusatur a culpa, sicut forte accidit de Loth. Si autem actus præcedens fuit culpabilis, sic non totaliter aliquis excusatur a peccato sequenti, quod scilicet redditur voluntarium ex voluntate præcedentis actus, in quantum scilicet aliquis dans operam rei illicitæ incidit in sequens peccatum. Diminuitur tamen peccatum sequens, sicut et diminuitur ratio voluntarii (1). »

La difficulté qui nous occupe est tranchée dans le même sens par saint Jean de Damas, qui dit : Que nous agissons véritablement par ignorance, contre notre gré, lorsque l'ivresse arrive par un pur accident, et que nous ne sommes pas la cause de notre inadvertance. Mais, lorsqu'un homme rempli de vin commet un homicide, l'erreur et l'ignorance dans laquelle il est pour lors, le portent véritablement à commettre cette action ; mais, avec tout cela, on ne peut pas dire qu'il la fasse contre son gré, parce qu'il a bien voulu la cause de son ignorance, qui n'est autre que l'ivresse. « Per ignorantiam tum demum aliquid invite sit, cum nos im-

______

(1) Div. Thom., *2-2 de Ebriet.*, art. IV.

prudentiæ causam haudquaquam præbemus, sed casu ita res contingit. Etenim si quispiam vino obrutus cædem perpetrarit, errore quidem et inscitià ductus eam admisit, ac non item invite, ignorationis quippe causam, hoc est ebrietatem ipse accersivit (1). › Si ce théologien conclut, en résumé, par condamner l'ivresse, parce que l'on pouvait éviter le péché, il n'en reconnaît pas moins cette vérité importante pour notre sujet, que, lorsque l'ivresse est complète, nous agissons *véritablement par ignorance, contre notre gré.* Or, comme toute action ne devient condamnable qu'alors qu'une volonté coupable aura guidé le criminel, il est difficile d'admettre qu'une action *involontaire* engage la responsabilité de l'agent. Il restera un péché, l'ivresse; mais un péché complétement séparé d'actes qui n'ont jamais été médités.

Un célèbre théologien espagnol, le savant Tostat, indique nettement comment les personnes ivres peuvent pécher dans cet état. Après avoir relaté la doctrine d'Aristote, et déclaré que les actes criminels sont le résultat d'une ivresse volontaire, et, par suite, punissables, il s'empresse de reconnaître que de pareils actes ne ressemblent pas à ceux qui sont *volontairement* perpétrés; il dit : Que celui qui, s'étant enivré volontairement, commet ensuite plusieurs crimes, se

---

(1) S. Joan. Dam., liv. II, *Orth. fidei*, cap. XXI.

rend en cela coupable devant Dieu, quoique, s'étant enivré, il ne puisse plus s'empêcher de faire ces mauvaises actions ; et, de cette façon, un homme ivre mérite un double châtiment, selon Aristote, et parce qu'il s'est enivré, et parce qu'après cela il a fait quelque méchante action. Il faut néanmoins prendre garde que, régulièrement parlant, lorsque l'entendement et la volonté d'un homme sont tellement nécessités au mal, qu'il ne saurait l'éviter et s'en abstenir, il ne peut pas y avoir de faute dans une action faite dans un tel état ; mais tout le mal en est imputé à l'action précédente. Ainsi, lorsqu'un homme, après s'être enivré volontairement, vient à faire beaucoup de maux, toute la faute en est attribuée à l'ivresse volontaire, et l'on doit dire : qu'en s'enivrant, il s'est rendu coupable de tous les péchés qu'il a commis dans ce misérable état. Il n'est pas pourtant aussi criminel en cela que s'il avait volontairement commis tous ces crimes. « Si quis se sponte inebriavit et postea ebrius multa mala fecit, demeretur in illis, licet cum ebrius factus sit, non potest se a malis cohibere et ita ebrius juxta Aristotelem, sustinet duplices increpationes : una est, quia se inebriavit : alia est, quia ebrius malum fecit. Et tamen dicendum quod si propriè attendatur, quandocumque est talis necessitas ex parte intellectus et voluntatis, quod non potest evitari malum, non est demeritum in operatione, sed præcedenti operationi imputatur malum sequentium : sicut cum quis sponte inebriatus est, et postea multa mala facit, omnium sequentium : iniquitas imputatur voluntariæ inebriationi, et ita tum peccavit sequentibus pro peccatis : non tamen est tanta culpa, quanta esset si quodlibet horum voluntarie ageret (1). »

Les excès du vin ne permettent plus à l'homme de se diriger : il n'est plus maître de lui, et ne peut pas plus vaincre la luxure que l'insensé qui jette de l'huile sur le feu pour éteindre un incendie. « Qui servit ventri suo, et interim conatur spiritum luxuriæ vincere, perinde facit atque is qui incendium vult oleo superare. » (S. Joannes Climacus, grad. 14.) Où donc rencontrera-t-on, chez l'homme en cet état, le libre arbitre qui seul le laisse responsable de ses actes?

Suivant la décision du concile de Vienne, les personnes ivres ne sont maîtresses ni de leur corps ni de leur esprit; mais elles ne laissent pas d'être quelquefois coupables des crimes qu'elles ignorent, et cette ignorance ne les peut pas exempter d'être punies, parce qu'elle est volontaire dans sa cause (2).

Cependant, d'après la doctrine de saint A. de Liguori, les actes commis dans l'ivresse ne constituent pas un péché si on ne les a pas prévus, si l'on n'a

---

(1) Tostatus, epis. *Abul in Math.*, cap. XXV., q. q. 566 in fine.
(2) *Concil. de Vienne*, ch. XIII. *Bibl. des préd.*, t. V, v° Intemp., p. 280.

pas eu l'intention de les commettre. « Mala in ebrietate commissa si prævisa non sunt, culpa vacant (1). »

Quand tombe-t-on dans le péché d'ivrognerie? Ne le commet-on que quand on perd la raison ou quand on rejette le vin? La Faculté de Théologie de Paris a décidé, le 12 janvier 1720, que l'ivrognerie, à la vérité, est surtout manifeste quand on perd la raison; mais qu'on tombe dans ce péché, lorsque les excès qu'on fait volontairement ôtent l'usage de la raison ou la troublent considérablement. Saint Chrysostôme, parlant des excès de l'ivrognerie, dit : « Qu'il y en a qui ménagent moins leurs corps que leurs vaisseaux. Car, quant à leurs vaisseaux, ils prennent garde de ne les pas remplir de telle manière qu'ils en rompent. Ils se ménagent moins; ils ne peuvent contenir tout le vin qu'ils boivent. Le vin, qui sort de tous côtés, est une preuve qu'ils n'écoutent plus en aucune manière la raison. Néanmoins, ce serait renfermer le péché de l'ivrognerie dans des bornes trop étroites, que de prétendre que l'on ne tombe dans ce péché que quand la raison en est troublée ou qu'on rejette le vin. Tout ce qui est au-delà de la nécessité, n'est plus une nourriture, mais un poison (2). »

---

(1) S. A. de Liguori, *Th. Mor. in peccat.*, capit., cap. III, nº 78, v. 9.

(2) Homel. 44.

On s'est demandé ensuite si le péché de l'ivresse devient plus grief pour raison des personnes qui le commettent.

Si une action honteuse doit toujours entraîner la flétrissure de son auteur, le bon sens nous dit qu'un vice ignoble comme l'ivresse sera infiniment moins pardonnable à un homme ayant reçu de l'éducation qu'à celui qui en est privé ; à un homme auquel sa position sociale commande le respect de lui-même, qu'à celui qui, par profession, ne doit pas l'exemple aux autres. C'est en ce sens que la question qui précède est tranchée dans les Conférences d'Angers ; on y lit : « Comme les maux qui suivent l'ivresse sont beaucoup plus considérables dans quelques personnes que dans d'autres, il en faut conclure que ce péché est plus grief à raison de la personne qui le commet. Ainsi, nous pouvons dire qu'en premier lieu, les filles et les femmes qui se laisseraient aller à cet excès si honteux à leur sexe, se rendraient en cela ordinairement plus coupables que les hommes du commun, à cause des pernicieuses et honteuses suites qu'il peut avoir en leurs personnes. En second lieu, ceux qui sont chargés, en quelque manière que ce soit, de la conduite des autres, comme les pères de famille, les gouverneurs, magistrats et autres constitués en dignité, sont sans doute plus criminels devant Dieu lorsqu'ils se privent, par l'excès du vin, de l'usage de la raison, qui leur est plus nécessaire qu'aux autres pour s'acquitter des devoirs attachés à leur état, et pour maintenir leurs inférieurs dans le respect et la déférence dus à leurs personnes; d'autant plus que le scandale qui suit l'ivresse est ordinairement plus grand à mesure que celui qui s'abandonne à ce vice est plus considérable parmi les hommes. Il est aussi constant que les personnes qui sont obligées à vivre dans la continence, sont tenues par leur état à s'abstenir avec plus de soin que les autres des excès du vin, puisqu'ils sont très-contraires à la chasteté, comme le Saint-Esprit nous en assure en plusieurs endroits de l'Écriture, où il est dit : Que le vin est une source d'impudicité et que les dissolutions naissent des excès du vin : « *Luxuriosa res vinum* (*Prov.*, cap. xx, v. 1). *Nolite inebriari vino in quo est luxuria* (*Ad Ephes.*, cap. v, v. 18). » Ce qui fait dire à saint Jérôme : Que le ventre échauffé par le vin porte facilement à l'impureté, et que la fureur et l'incontinence dominent là où est l'ivresse. « *Venter mero æstuans, cito despumat in libidines : ubi ebrietas ibi libido domi, natur et furor.* (S. Hieron., *Ep. ad Ocean.*) »

Enfin, on ne saurait douter que les ecclésiastiques, et surtout ceux qui ont quelque ordre sacré, et plus encore les prêtres et les curés, ou autres constitués en quelque dignité dans l'Église, ne soient obligés plus particulièrement que les laïques à éviter toute sorte d'excès dans cette matière, et que les péchés qu'ils pourraient commettre en cela ne fussent beaucoup plus

griefs que ceux des autres. Aussi nous voyons que
Dieu dit aux prêtres de l'Ancien Testament, en la personne d'Aaron : « Dixit quoque Dominus ad Aaron,
vinum et omne quod inebriare potest, non bibetis tu et
filii tui, quando intratis in tabernaculum testimonii, ne
moriamini, quia præceptum sempiternum est in gene-
rationes vestras et ut habeatis scientiam discernendi
inter sanctum et profanum, inter pollutum et mun-
dum, doceatisque filios Israel omnia legitima mea.
(Levitic., cap. x, v. 8.)*

L'Église s'est toujours efforcée de donner de l'horreur
aux ministres de l'autel de ce vice infâme et pour les
en éloigner. Le concile d'Adge, pour leur faire comprendre de quelle importance il est que les ecclésiastiques s'abstiennent des excès du vin, se sert de ces
termes : Que, sur toutes choses, les clercs évitent
l'ivresse, qui est la nourrice et la source de tous les
vices. C'est pourquoi nous ordonnons que celui qu'on
saura s'être enivré, soit, selon l'ordre, privé de la
communion pendant l'espace de trente jours ou châtié
par quelque peine corporelle. « Ante omnia clericis
vitetur ebrietas, quæ omnium vitiorum fomes ac
nutrix est. Itaque : eum quem ebrium fuisse consti-
terit (ut ordo patitur), aut trigenta dierum spatio a
communione statuimus submovendum, aut corporali
subdendum supplicio (1). »

---

(1) *Concil Agath* , can. xli.

Le concile de Vannes, en Bretagne, s'était déjà servi des mêmes termes et avait imposé une semblable peine aux ecclésiastiques qui tomberaient dans cet excès, conformément à ce qui avait été ordonné dans le concile de Tours. Et il est bon de remarquer que les pères assemblés au concile de Vannes, après avoir dit qu'un homme ne saurait plus être le maître de son esprit et de son corps, lorsque le vin lui a fait perdre le sens et que, son entendement étant offusqué, il suit la pente naturelle que nous avons au mal, en sorte qu'il peut faire des crimes sans le savoir; ajoutant que cette ignorance ne peut pas l'exempter de la peine due à son péché, à cause qu'il s'est volontairement privé de l'usage de la raison en s'enivrant. Tous les conciles défendent énergiquement aux ecclésiastiques de se mettre en danger de tomber dans ces excès, si indignes de leur état. Le troisième concile général de Latran exige que tous les ecclésiastiques s'abstiennent soigneusement de toute sorte d'excès de bouche, et qu'ils fuient la crapule aussi bien que l'ivrognerie : « A crapula et ebrietate omnes clerici diligenter abstineant. » Et, si désormais il arrive que quelque ecclésiastique tombe dans ces sortes de faute, qu'il soit suspendu de son office ou de son bénéfice, s'il ne se corrige après avoir été averti par son supérieur : « Si quis autem super his se culpabilem exhibuerit, nisi a superiore commonitus satisfecerit, ab officio vel beneficio suspendatur. »

On trouve dans le recueil tiré des procédures criminelles faites par plusieurs officiaux, de nombreuses
décisions contre des ecclésiastiques pour fait d'ivrognerie : « Lesquelles portent interdiction pour toujours
des saints ordres contre l'accusé, en sa ville et diocèse;
ordonne qu'il se retirera incessamment dans un sémi-
naire qui lui sera indiqué par l'évêque son diocésain,
pour y faire demeure actuelle et continue pendant trois
mois, pendant lesquels il demeurera suspendu de ses
ordres sacrés, et pendant trois mois jeûnera au pain et
à l'eau, les vendredis et les samedis de chaque semaine;
récitera les sept psaumes pénitentiaux, outre son office
ordinaire, nu-tête et à genoux, avec défense de récidi-
ver, sous peine de prison et autre de droit (et ce pour
ivrognerie récidivée et avec scandale). » — Les sentences
qui précèdent étaient lues à l'accusé entre les deux
guichets des prisons de l'officialité, par le greffier, en
vertu de l'article 29 du titre 13 de l'ordonnance de
1670 (1).

Les opinions que nous venons de parcourir, peuvent se résumer ainsi : Si l'ivresse est un péché odieux,
il est néanmoins admis, par tous les théologiens, que
les crimes qui la suivent arrivent dans un véritable
état d'ignorance : « *Animum capit, sensum extorquet.* »
Ce sentiment est partagé par saint Thomas, qui n'hé-

---

(1) Josse, **Paris**, MDCCI.

site pas à considérer les fautes qui suivent l'ivresse comme *involontaires,* à raison de l'état d'ignorance. Quant à nous, nous disons, avec l'appui des autorités citées, qu'il faut décider, dès l'instant qu'il y a absence du libre arbitre, ignorance absolue, qu'il n'est pas permis de trouver une faute punissable là ou la volonté de l'auteur de cette faute manque complétement.

Si les théologiens sont d'accord pour reconnaître que l'ivresse produit l'abrutissement et la démence, leurs sentiments varient lorsqu'il s'agit de décider si l'acte qui suit ce dérèglement de conduite est punissable, et, il faut l'avouer, la majorité est tentée d'admettre que l'acte coupable arrivé après l'ivresse, constitue un péché; par suite, un fait imputable. Mais, il faut le reconnaître aussi, leur raisonnement n'est pas concluant; car, pour fortifier leur doctrine, les uns disent : L'ivresse est un péché volontaire, que ne peut absoudre une seconde faute, qui est encore considérée comme volontaire, puisque sa cause occasionnelle est un péché. Les plus tolérants disent, au contraire, qu'il importe, avant de se prononcer, d'examiner si l'ivresse est survenue sans intention; alors, dans ce cas, le péché qui suivra peut n'être que véniel.

Aux premiers nous répondrons qu'on ne peut constituer la réalité d'une faute par une fiction. Qui dit *culpa, peccatum,* dit manquement au devoir; or, si l'ivrogne a gravement manqué au devoir en s'enivrant et en oubliant les règles de la tempérance, on ne peut, en bonne raison, le punir, non de ce premier péché, ce qui se comprendrait, mais d'une prétendue faute qui a été postérieure, différente, qui émane non d'un être pensant, mais bien, ainsi que l'observe saint Jérôme, d'un cadavre animé.

Aux seconds nous répondrons que, lorsque la volonté de s'enivrer ne se rencontre pas, il ne peut y avoir faute dans l'ivresse d'abord, puisque l'intention du péché n'apparaît pas, et que les faits postérieurs, suivant un état exempt de péché, ne sauraient engendrer la faute.

Ce très-rapide examen des sentiments des docteurs est démonstratif de cette vérité : Que l'homme ivre est incapable de tout sentiment; que la vie intellectuelle est chez lui suspendue. L'énergie des paroles dont se servent les théologiens, n'atteste que trop l'incapacité de son discernement. Dans un pareil état, serait-il juste, serait-il permis à un homme sensé de voir un crime de la part de celui qui est plongé dans un état d'ignorance, *qui justitiam ignorat?*

Nous maintenons qu'une action ne devient coupable, aux yeux de Dieu, que quand elle a pu être méditée et appréciée : celui qui n'a plus d'intelligence, ne connaît plus le juste et l'injuste; il est irresponsable.

CHAPITRE DEUXIÈME

—

L'ivresse, source de tant de calamités, a été justement condamnée par toutes les législations ; seulement,

3.

aujourd'hui, les jurisconsultes sont loin d'être d'accord sur les modifications qu'elle doit amener dans la pénalité des délits ou des crimes commis pendant que dure ce délire passager.

Avant d'examiner la législation française et les conséquences que l'état d'ivresse produit au point de vue du châtiment, il n'est pas sans intérêt de jeter un coup d'œil rétrospectif sur les désordres qui en ont toujours été la suite forcée, sur les lois édictées contre elle chez les différents peuples, de connaître enfin exactement les dispositions auxquelles elle a pu donner lieu.

Les documents sur la morale et les doctrines religieuses et politiques de la Chine, recueillis dans le *Chou-King*, sont les plus anciens de l'histoire du monde. Ce n'est pas sans étonnement que l'on est frappé de la haute raison et de la morale que l'on y rencontre. L'ivresse notamment y est énergiquement flétrie dans les termes suivants :

« Vou-Vang blâme le trop fréquent usage du vin, et veut qu'on ne le permette que dans certaines occasions.

» Le roi dit : . . . . Le ciel a manifesté sa colère envers le peuple; tout a été en trouble dans le royaume; on a abandonné la vertu; les grands comme les petits États se sont perdus, parce que l'on s'est trop livré au vin.

» Vou-Vang, en instruisant les jeunes gens, disait :

Que chacun, dans son emploi, dans ses affaires, s'abstienne d'aimer le vin.

» Le roi dit : Prince, si nous sommes aujourd'hui maîtres du royaume que la dynastie Yn possédait auparavant, c'est parce que les princes, les ministres et les jeunes gens qui assistèrent Ven-Vang suivirent ses ordres, exécutèrent ses préceptes, et qu'ils ne furent point adonnés au vin.

» Les vassaux qui sont au-delà du pays de la Cour, les Héou, les Tien, les Nan, les chefs de ces vassaux, les mandarins du district de la Cour, les chefs de ceux qui étaient en charge, les mandarins de tous ordres, les ouvriers et les artisans, les grands et le peuple, faisaient tous leur devoir et ne se livraient pas au plaisir du vin. »

Et, plus loin, tous les dérèglements, toutes les débauches, sont attribués aux excès du vin : « J'ai su que le successeur de tant de sages rois ne songeait qu'à satisfaire sa passion pour le vin. Il donna au peuple l'exemple d'un mauvais gouvernement; tout le monde se plaignit de lui, et, loin de se corriger, il se livra sans règle et sans mesure à toute sorte de débauches.

» Faites en sorte que les grands officiers de Yn, les vassaux, les Héou, les Tien, les Nan, ne soient pas adonnés au vin.

» Si l'on vient vous donner avis qu'il y a des gens qui sont attroupés pour boire, ne pardonnez pas cette faute; faites prendre les coupables, faites-les lier et conduire à Tchéou : je les ferai punir.

» Le roi dit : Souvenez-vous toujours des ordres que je viens de vous donner. Prince, si vous ne savez pas diriger vos ministres, le peuple aimera le vin (1). »

Le Coran place sur la même ligne et le vin et le jeu; il les considère comme des vices qu'il faut éviter avec soin. « Ils t'interrogeront, dit la loi de Mahomet, sur le vin et les jeux de hasard : dis-leur qu'ils sont criminels et plus funestes qu'utiles.

» O croyants! le vin, les jeux de hasard, sont une abomination inventée par Satan. Abstenez-vous-en, de peur que vous ne deveniez pervers. Le démon se servira du vin et du jeu pour allumer parmi vous les dissensions et vous détourner du souvenir de Dieu et de la prière (2). »

Si l'on en croit Dumont, ce seraient les excès auxquels porte le vin qui l'auraient fait proscrire par la loi de Mahomet. Voici ce que rapporte cet auteur : « Un jour, Mahomet, passant par un village et y voyant des gens qui, dans la joie du vin, s'embrassaient et se faisaient mille protestations d'amitié, il en fut si charmé qu'il bénit le vin comme la meilleure chose du monde. Mais,

---

(1) Extr. du *Chou-King ou livre sacré*, Paris, Lecou, 1851, p. 165 et suiv.

(2) *Lois de Mahomet*, trad. de Savary, Paris, Lecou, 1850, t. II, p. 127.

à son retour, ayant vu le même lieu plein de sang, et sachant que ces mêmes gens avaient changé leur joie en fureur, et s'étaient battus à coups d'épée, il se rétracta et maudit le vin pour jamais, à cause de ses funestes effets (1). »

La punition des Mahométans qui transgressaient la défense de boire du vin, rapporte M. le docteur Boesch, consistait en quarante coups de bâton pour l'homme libre, et quatre-vingts pour l'esclave. Mais il fallait que le fait fût attesté devant le juge par deux témoins et par l'odeur de l'haleine du coupable. On prétend même qu'un célèbre iman avait exigé, pour pouvoir être convaincu, que celui-ci fût incapable de distinguer un homme d'une femme et le ciel de la terre. Plusieurs sultans ont bu du vin malgré le Coran, et se sont adonnés à l'ivrognerie proprement dite : tels furent Bajazet Ier et Bajazet II. Soliman Ier ordonna que du plomb fondu serait coulé dans la bouche des buveurs. Son fils Sélim II abolit cette barbare punition, ce qui lui valut le surnom d'Ivrogne.

Au rapport de Strabon, le service intérieur des rois indiens était fait par des femmes; celle de ces femmes qui tuait un roi ivre, recevait, pour récompense, l'honneur d'être épousée par son successeur,

---

(1) *Voyag.*, t. III, lett. v.

parce que la loi défend expressément au roi de s'enivrer (1).

L'ivresse justifiant le meurtre de celui qui a commis cet oubli du devoir, est un châtiment barbare; mais le meurtre récompensé est une atrocité que le défaut de civilisation peut seul expliquer.

Chez les Parsis, l'ivrognerie est un si grand crime, qu'il ne peut être expié que par une longue pénitence, et ceux qui refusent de s'y soumettre sont bannis de leur communion. — La loi punit sévèrement encore l'ivrognerie en Perse (2).

Les excitations recherchées dans le vin et les liqueurs alcooliques se rencontrent chez tous les peuples; c'est un mal général, dont l'histoire nous atteste partout la présence. Aussi Elien disait-il, avec raison, que l'ivresse était vieille comme la vigne, et il en constate la déplorable habitude chez les Thraces et les Illyriens (3).

Athénée n'est pas moins affirmatif en ce qui concerne le même penchant des Mylétiens, des Illyriens, des Lydiens, des Perses, des Carthaginois, des Gaulois et des Espagnols (4).

Les Tapyriens étaient si adonnés au vin, qu'ils pas-

---

(1) Strabon, t. V, liv. XV, p. 69.
(2) Tavernier, t. Ier, liv. V, chap. XVII.
(3) Elien, lib. III, cap. xv.
(4) Athénée, lib. X, cap. XII, p. 432.

saient toute leur vie à boire, et que même ils s'oignaient
le corps de vin. « Adeo dedita vino gens Tapyrorum,
ut in vino vivat, et plurimum vitæ tempus, in ejus
usu transigat. Neque solum eo ad potandum abutuntur,
verum etiam unguentum ipsis et vinum, quemadmodum
aliis est oleum (1). »

L'ivresse engendrant tous les maux, amenant l'oubli
de tous les sentiments, devait faire disparaître ce sentiment que le soldat n'oublie pas d'ordinaire, celui de
l'honneur du drapeau. Elien rapporte ainsi la gravité
de la position dans laquelle se trouva le général
Léonide, alors que la fièvre de boire faisait déserter
ses soldats : Ce général voit la ville qu'il gardait
assiégée; ses efforts sont impuissants pour maintenir
ses troupes dans les postes qu'il leur a assignés, parce
qu'ils les quittaient pour courir au cabaret. Pour conjurer le plus pressant danger, il en est réduit à ordonner
aux cabaretiers de se transporter sur les remparts avec
leurs boissons; ce n'est qu'ainsi qu'il peut retenir ses
soldats. « Bizantios vero valde vino deditos, fama
fert. . . . .
propter hanc igitur causam etiam Leonides dux ipso-
rum in acerrima urbis oppugnatione, quum, hostibus
moenia invadentibus, illi relictis excubiis toto dies in
consuetis agerent diversoriis, mandavit, ut cauponæ

---

(1) Elien, *Var. hist.*, lib. III, cap. XIII.

ipsis par mœnia statucrentur. Hoc sophisma sero tan-
dem ac difficulter eis persuasit, ut stationem ne dese-
rerent; quippe quum prætextus et causa ipsis esset
præcisa (1). »

Suivant Chevrœana, les Moscovites aiment le vin
avec une frénétique fureur; il rapporte, à ce sujet, des
excès tellement dégoûtants, qu'ils sont à peine croyables.

La passion pour les boissons alcooliques, qui sont
désignées dans les vieilles comédies sous le nom de
friandises de Bacchus (Bellaria), a existé de tout temps,
et cette excitation tant désirée a conduit l'industrie de
tous les peuples à trouver les moyens de se procurer
cette désastreuse satisfaction. Nous voyons, en effet,
les peuples d'Orient fabriquer avec leurs fruits des
boissons fermentées (2), et les Indiens tirer de la canne
à sucre une certaine boisson qui les excite. Enfin,
les Égyptiens trouvent dans l'orge les principes d'une
liqueur enivrante.

Diodore de Sicile nous apprend que les anciens
Gaulois aimaient jusqu'à l'excès le vin, que les marchands leur apportaient sans mélange; ils en buvaient
si avidement, que, devenus ivres, ils tombaient dans
un profond sommeil ou dans des transports furieux.
Aussi beaucoup de marchands italiens, poussés par

---

(1) Elien, *Var. hist.*, lib. III, cap. xiv.
(2) Pline, liv XIV, c. xxii.

leur cupidité habituelle, ne manquent pas de tirer profit de l'amour des Gaulois pour le vin. En échange d'un tonneau de vin, ils reçoivent un jeune esclave, troquant ainsi leur boisson contre un échanson (1).

Après avoir fait l'éloge du vin de Laconie, qui exhale une odeur aussi douce que celle des fleurs, Barthélemy dit : Que les Grecs épuisent leur coupe tant qu'ils en ont besoin; ils usent avec plaisir de cette permission, mais n'en abusent jamais. Pour donner une idée à la jeunesse de tout ce que l'ivresse a de dégradant, il emprunte à Plutarque l'exemple d'un esclave qu'on enivre et qu'on jette sous leurs yeux lorsqu'ils sont encore enfants, et l'âme du jeune grec est trop fière pour consentir jamais à se dégrader ainsi. Tel est l'esprit de la réponse d'un Spartiate à quel-qu'un qui lui demandait pourquoi il se modérait dans l'usage du vin : « C'est, dit-il, pour n'avoir jamais besoin de la raison d'autrui (2). »

Les Athéniens ont toujours eu de l'horreur pour l'ivrognerie; aussi avaient-ils institué des magistrats spéciaux, nommés *emandatores* ou *curatores morum :* ils étaient chargés de l'exécution des lois, et devaient empêcher la fréquentation des cabarets.

L'ivrognerie était, du reste, sévèrement punie en

---

(4) Diod., lib. **V, v. xxvi.**
(3) *Voy. d'Anach.*, t. **IV, p. 202.**

Grèce. Pittacus, l'un des sages, avait ordonné que celui qui commettait une faute étant ivre, fût puni d'une double peine. Ce qui fait dire à Aristote : « Que les législateurs châtient et punissent quiconque commet de mauvaises actions sans y être forcé, ou sans une ignorance dont il ne soit pas lui-même la cause. En effet, ils punissent même quelquefois pour cause d'ignorance, lorsqu'on paraît être dans l'ignorance par sa propre faute. C'est ainsi qu'on a établi une double peine contre les ivrognes, parce que le principe de l'action est en eux-mêmes; car ils pouvaient s'empêcher de s'enivrer. L'une de ces peines est prononcée pour s'être enivré, l'autre pour avoir péché étant ivre (1). » Nous reviendrons sur cette loi, qui prête à une légitime critique.

Les lois de Platon à cet égard sont très-élastiques; elles défendent l'usage du vin aux enfants, elles le permettent modérément à l'âge mûr, et semblent donner une liberté absolue après 40 ans. « N'interdisons-nous pas, dit-il, par une loi, l'usage du vin aux enfants jusqu'à l'âge de 18 ans, leur faisant entendre qu'il ne faut pas verser un nouveau feu qui dévore leur corps et leur âme, avant l'âge du travail et des fatigues, de peur de l'exaltation qui est naturelle à la jeunesse? Nous leur permettons ensuite d'en boire

---

(1) Arist., *Pol.*, lib. II, cap. XII.

modérément jusqu'à 30 ans, avec ordre de s'abstenir de tout excès. Ce n'est que lorsqu'ils toucheront à 40 ans qu'ils pourront se livrer à la joie des banquets, et inviter Bacchus à venir avec les autres Dieux prendre part à leurs fêtes, apportant avec lui cette divine liqueur dont il a fait présent aux hommes, comme un remède pour adoucir l'austérité de la vieillesse, lui rendre la vivacité de ses premiers ans, dissiper les chagrins, amollir la dureté de ses mœurs, comme le feu amollit le fer (1). »

Si la morale de Platon est sévère jusqu'à l'âge mûr, il faut reconnaître qu'elle devient trop facile ensuite. Pourquoi vouloir faire disparaître l'austérité de la vieillesse, qui ennoblit cet âge, et pourquoi chercher, par un moyen artificiel et impuissant, la vivacité d'un temps qui a fui? Pourquoi, enfin, s'obstiner à chercher au fond d'une coupe l'éloignement des chagrins dont chaque homme a sa part en ce monde? Si le chagrin qui abreuve l'existence est réel, la coupe finira; mais les soucis renaîtront aussitôt : le remède est donc inefficace, contraire à la dignité du vieillard. Platon, en parlant ainsi, ne semble pas éloigné, quelquefois du moins, du vin versé à longs traits; notre opinion est confirmée par cette idée hasardée qu'il émet dans *le*

---

(1) Platon, *Lois*, liv. 2.

Phédon : « Jamais homme de sang rassis ne s'est fait ouvrir le temple des Muses. »

Pous nous, les préceptes des sages de la Grèce semblent préférables à la doctrine de Platon, en fixant la limite du permis au nécessaire.

« N'use des choses nécessaires au corps, disait Épictète, telles que le boire et le manger, qu'autant que l'exige le simple besoin. »

« Bois, parle avec mesure, dit Phocylide; conserve en tout la modération, en tout évite l'excès. »

Xénophon, dans *la Cyropédie*, nous fournit une charmante critique de l'état d'aberration qu'occasionne le vin. « Cyrus demande à Astyage et en obtient la permission de lui servir d'échanson, à la place de Sacas. Il s'empare de la coupe avec beaucoup de grâce, et la présente au roi. — Pourquoi, mon fils, dit en souriant Astyage à Cyrus, voulant imiter Sacas, n'as-tu pas goûté le vin (1)? — C'est qu'en vérité, j'ai craint qu'on n'eût mis du poison dans le vase; car, au festin que tu donnas à tes amis, le jour de ta naissance, je vis clairement que Sacas vous avait tous empoisonnés. — Et comment vis-tu cela? — C'est que

---

(1) Lorsque les échansons des rois présentaient la coupe, ils tiraient avec une cuillère un peu de la liqueur qu'elle contenait; ils la versaient dans leur main gauche et goûtaient: s'ils y avaient mêlé du poison, ils en étaient les premières victimes.

je m'aperçus d'un dérangement considérable dans vos corps et dans vos esprits. Vous faisiez des choses que vous ne pardonneriez pas à des enfants comme moi : vous criiez tous à la fois, vous ne vous entendiez pas, vous chantiez ridiculement, et, sans écouter celui qui chantait, vous juriez qu'il chantait à merveille. Chacun de vous vantait sa force; cependant, lorsqu'il fallut se lever pour danser, loin de faire des pas en cadence, vous ne pouviez même vous tenir fermes sur vos pieds. Tu avais oublié, toi, que tu étais roi; eux, qu'ils étaient tes sujets. J'appris, pour la première fois, que la liberté de parler consistait dans l'abus que vous faisiez alors de la parole; car vous ne vous taisiez pas. — Mais, mon fils, ton père ne s'enivre donc jamais? — Non, jamais. — Comment fait-il? — Quand il a bu, il cesse d'avoir soif; et c'est tout ce que la boisson opère en lui; aussi n'a-t-il point de Sacas pour échanson (1). »

Hérodote cite une coutume assez étrange chez les Perses; il faut toute l'autorité de cet historien pour empêcher de la mettre en doute: « Les Perses, dit-il, ont coutume de délibérer dans l'ivresse des affaires les plus sérieuses, et lorsqu'ils ont bu avec excès; mais, le lendemain, le maître de la maison où ils ont tenu conseil, remet la même affaire sur le tapis avant que de boire. Si on l'approuve à jeun, elle passe;

---

(1) *Cyrop.*, liv. Ier.

sinon, on l'abandonne. Il en est de même des délibérations prises à jeun: on les examine de nouveau lorsqu'on a bu avec excès (1). »

Il est à regretter qu'Hérodote n'indique pas les motifs de cette coutume. Si l'on comprend que la délibération arrêtée dans l'ivresse soit vérifiée par des hommes intelligents qui lui donneront sa raison d'être, il est impossible d'expliquer l'usage de soumettre les délibérations mûries à jeun à des intelligences éteintes par l'ivresse. Si l'avis adopté dans l'ivresse est repoussé par l'homme revenu à lui-même, il ne passe pas; mais, dans le second cas, si, au contraire, une décision réfléchie est ensuite condamnée dans le délire de l'ivresse, que sera-t-il décidé? Notre historien reste muet.

Hérodote nous confirme encore que l'ivresse amène tous les genres de désordres, en racontant le festin donné par Amyntas aux députés de Megabise : « Après le repas, comme on buvait à l'envi l'un de l'autre, les Perses, s'adressant à Amyntas : Notre hôte, lui dirent-ils, quand nous donnons un grand repas, nous sommes dans l'usage d'introduire dans la salle du festin nos concubines et nos jeunes femmes, et de les faire asseoir à côté de nous. Puisque vous nous recevez avec tant de bonté et de magnificence, et que vous donnez

---

(1) Hérod., t. Ier, § CXXXIII. Paris, Charpentier, 1850.

à Darius la terre et l'eau, pourquoi ne suivez-vous pas aujourd'hui les usages des Perses? — Nos coutumes sont bien, répondit Amyntas, et ce n'est point l'usage parmi nous que les femmes se trouvent avec les hommes; mais, puisque vous souhaitez encore ce témoignage de notre déférence, vous êtes nos maîtres, vous serez obéis. Aussitôt il envoya chercher les femmes. Lorsqu'elles furent arrivées, elles prirent place à côté l'une de l'autre, en face des Perses. Ceux-ci, les voyant si belles, dirent à Amyntas qu'il n'était pas bien à lui de les tenir si éloignées, et qu'il aurait mieux valu qu'elles ne fussent pas venues du tout, que de ne point s'asseoir à leurs côtés et de se placer vis-à-vis d'eux pour être le tourment de leurs yeux. Amyntas, cédant à la nécessité, ordonna aux femmes de se mettre à côté des Perses. Elles obéirent, et, sur-le-champ, ceux-ci, échauffés par le vin, portèrent la main sur le sein de ces femmes et tentèrent même de leur donner des baisers (1). »

Nous savons tous la fin tragique de cette orgie : Alexandre indigné, après avoir fait retirer Amyntas, son père, promet aux Perses la faveur de ces femmes, qu'il fait sortir un instant sous prétexte d'aller au bain; il fait habiller en femmes un pareil nombre de jeunes hommes, les arme d'un poignard et les fait placer près

---

(1) Hérod., liv. V, § xviii.

des Perses, qu'ils massacrèrent dès qu'ils voulurent leur toucher.

Le grand peintre des mœurs de l'antiquité païenne, Athénée, classe résolûment l'ivresse parmi les sources de tous les maux : « Molesta igitur res est, o amici viri, ebrietas. Multum vinum peccare facit. » Et, dès cette époque, les suites certaines de l'ivresse, qui amène toujours la folie, sont signalées par lui : « Ebrietas certe parit insaniam (1). »

Plus loin, il retrace en ces termes les effets que produisent indubitablement les excès du vin : « Insanum Bacchum esse, o amice Timocrates, complures aiunt, quod plus justo meri qui bibunt tumultuantur. In corpus enim cûm vinum subit, ut inquit Herodotus, sursum efferuntur ac innatant indigna verba et furore concitata (2). »

Pour empêcher de s'enivrer dans les festins, les Égyptiens avaient coutume de faire apporter un squelette et de le montrer à tous les convives; il n'y avait rien, en effet, de plus propre à rabattre la joie et à réprimer la débauche, qu'une telle vision (3).

Les excitations fébriles amenées par les boissons alcooliques, offrent ceci de particulier qu'elles sont

---

(1) Athénée, lib. X.
(2) Athénée, lib. XIV.
(3) *Hist. des Sept Sages*, par Larrey, p. 114.

soigneusement recherchées dans toutes les orgies; les dérèglements sont précédés de ce voile placé sur la raison: l'oubli du devoir devient alors plus aisé, la voix de la conscience, paralysée par le poison absorbé, ne présente plus de frein, et les actes les plus pitoyables se produisent sans entraves.

Aux temps héroïques, Euripide nous atteste cette vérité dans ses *Bacchantes*, lorsqu'il représente Penthée, roi de Thèbes, s'élevant contre les désordres auxquels donnait lieu le culte de Bacchus. . . . . .

. . . .

« Je m'étais absenté de ces lieux, dit le roi, et j'apprends qu'un mal nouveau circule dans cette ville. Nos femmes, dit-on, ont quitté leurs maisons pour se livrer au prétendu délire des bacchantes; elles courent çà et là dans l'ombre des montagnes; des coupes remplies sont placées au milieu de leurs assemblées; puis elles s'échappent, chacune de leur côté, dans la solitude, pour se livrer aux embrassements des hommes...

. . . .

Quand je vois dans un festin le jus de la vigne pour les femmes, je dis qu'il n'y a rien de bon dans de pareilles orgies. »

Penthée, cependant, veut voir les bacchantes dans l'ivresse : il est perdu; aussitôt, Iacchus invoque le Dieu et le prie d'envoyer un léger délire à Penthée, pour troubler sa raison: une fois frappé de la démence du vin, il consentira à revêtir des habits de femme, ce à quoi il n'eût jamais consenti dans la plénitude de sa raison. Penthée, travesti sous le costume d'une Ménade, la raison troublée par le délire du vin, s'écrie : « Vraiment, il me semble voir deux soleils et deux Thèbes. » C'est ce passage d'Euripide que Virgile a reproduit dans les deux vers suivants :

Eumenidum veluti demens videt agmina Pentheus
Et geminum solem et duplices se ostendere Theba.

Penthée se rend sur les hauteurs du Cithéron; il veut assister aux fêtes des bacchantes. Il est découvert : Agavé, sa mère, se présente à lui furieuse; le malheureux a compris qu'il est perdu : « O ma mère, dit-il, je suis ton fils Penthée, que tu as mis au monde dans le palais d'Echion; aie pitié de moi, ma mère, et ne punis pas mes fautes par la mort de ton fils. » Mais elle, la bouche couverte d'écume et roulant des yeux égarés, sourde aux sentiments de la nature, et tout entière au Dieu qui la possède, ne se laisse pas fléchir. Elle saisit sa main gauche et, s'appuyant contre les flancs du malheureux, elle arrache le bras, non par sa propre force, mais le Dieu lui communique sa puissance.

Il importe de remarquer que Penthée, qui, dans la tragédie d'Euripide, est représenté comme impie, attaque toujours avec une grande énergie toutes ces orgies nocturnes et les débauches des bacchantes; et, s'il finit par être tué par elles, Agavé à leur tête, il ne faut voir dans ce dénouement que la preuve des conséquences désastreuses auxquelles conduisent les excès des boissons.

Les fêtes de Bacchus, suivant Diodore de Sicile, se célébraient tous les trois ans, sous le nom de *Triétérides*. Après avoir fait dans l'Inde une expédition de trois ans, Bacchus revint en Béotie, rapportant de nombreuses dépouilles. En mémoire de cette expédition, les Béotiens, les autres peuples de la Grèce et les Thraces ont institué des sacrifices triennaux, persuadés qu'à chacune de ces époques, le Dieu fait réellement une apparition sur la terre. Ainsi, dans plusieurs villes de Grèce, de trois en trois ans, des femmes se rassemblent pour célébrer les *Bacchanales;* il est alors permis aux jeunes filles de prendre le thyrse et de courir de tous côtés, remplies des fureurs du Dieu, criant en son honneur : *Evoé! Evoé!* tandis que les femmes mariées, partagées en différentes bandes, vont sacrifier à Bacchus et prennent part à ces fêtes. A cette occasion, Bacchus, en parcourant la terre, aurait puni plusieurs hommes qui s'étaient rendus coupables d'impiété envers lui, et, dans le nombre, les plus remarquables sont Penthée et Lycurgue. Ce dernier, qui était roi de Thrace hellespontique, ayant osé manifester du mépris pour ce Dieu en soutenant que les Bacchanales n'étaient instituées par lui que pour couvrir ses débauches, et que ces mystères n'avaient d'autre but que de déshonorer les femmes des autres citoyens, et ayant ordonné à ses soldats une attaque de nuit contre Bacchus et les Ménades débarqués en Thrace, expia bientôt sa témérité. Le projet ayant été découvert par un des naturels du pays, Bacchus repassa en toute hâte le détroit, pour aller chercher le gros de son armée. Pendant ce temps, Lycurgue attaqua les Ménades et les fit toutes périr. Mais Bacchus ayant repassé l'Hellespont, suivi de son armée, défit les Thraces. Lycurgue fut fait prisonnier; il eut d'abord les yeux crevés, et expira ensuite sur la croix. Diodore raconte encore que Bacchus usait souvent de la ruse; il distribuait à ses bacchantes, au lieu de thyrse, des piques dont le fer était caché sous des feuilles de lierre, et n'inspirait ainsi aucune défiance (1).

L'usage du vin pur n'était pas une règle absolue. Toutes les fois que, dans le repas, on versait du vin pur aux convives, on buvait au *bon génie* qui a fait aux hommes un si précieux présent; et, lorsqu'on donnait le vin mélangé d'eau, on vidait la coupe en l'honneur de *Jupiter conservateur*. En buvant le vin avec l'eau que Jupiter fait tomber du ciel, le plaisir, le charme de la boisson reste, et les accès de folie, ou l'anéantissement des forces physiques, que le vin peut faire naître, sont réprimés ou prévenus (2).

---

(1) Diod., liv. III et IV.
(2) Diod., liv. IV.

Parlant du culte de Bacchus, M. le docteur Creuzer cite, comme faisant partie du cortége du Dieu, les silènes, les satyres, les bacchantes, etc., etc. La tragédie d'Euripide offre un certain nombre de traits caractéristiques, au moyen desquels on peut se former une idée assez nette de ces femmes inspirées du Dieu. Elles sont identiquement semblables aux Ménades (Βαιχχαι, Μαιναδες). Le trait dominant de leur être, c'est cette mélancolie taciturne qui s'empare de l'àme, lorsque, abandonnée à elle-même, elle se perd dans l'abîme des sentiments et des pressentiments religieux. Mais bientôt cette àme, oppressée sous le poids des sombres pensées qui l'accablent, fait explosion, et au calme trompeur succèdent ces furieux et solennels transports dans lesquels la Ménade se livre aux actes les plus désordonnés. C'est l'état dépeint par les poëtes, et que reproduisent les chefs-d'œuvre des artistes, quand ils nous font voir les bacchantes échevelées, la tête rejetée en arrière, les yeux hagards, des serpents ou un glaive dans les mains; prenant, au son d'une musique retentissante, les attitudes les plus passionnées ou s'emportant à des mouvements rapides et violents, invoquant avec des cris sauvages le nom de Bacchus; enfin, égorgeant, parmi leurs danses furieuses, ces jeunes faons dont la dépouille les couvre d'ordinaire, et allant jusqu'à goûter leur chair palpitante. Les dons de prophétie et de lascivité sont encore attribués aux bacchantes. En fait de représentations figurées, les plus admirées de l'antiquité furent la fameuse Bacchante de Scopas, qui, dans le paroxysme de la fureur religieuse, déchirait un faon de chevreuil, et les Bacchantes de Praxitèle, avec leurs têtes idéales et à l'état de repos.

Silène est dépeint comme un être d'un rang supérieur, nourricier de Bacchus, conseiller et maître d'une haute sagesse; et pourtant, dans sa personne ainsi que dans ses actions, perce toujours quelque chose de comique; en sorte que l'opposition du plaisant et du sérieux, du haut et du bas, et, pour ainsi dire, le contraste lui-même avec l'ironie, son expression naturelle, semblent représentés dans Silène. Il est habituellement monté sur un âne, que l'on voit figurer dans la procession qui avait lieu aux fêtes de Vesta. L'âne de Silène, par son cri effrayant, avait jadis rendu à Vesta elle-même un signalé service, en la sauvant des brutales atteintes de Priape, qui voulait l'assaillir pendant son sommeil. C'est pour cela que les lampes, paisibles dépositaires de la flamme domestique, et placées sous la protection de Vesta, étaient surmontées de têtes d'âne (1).

De son côté, M. l'abbé Banier décrit ainsi les fêtes des bacchantes : « La Grèce enchérit sur les céré-

---

(1) F. Creuzer, *Relig. de l'Antiq.*, trad. de Guignaut, t. II, p. 701, et t. III, p. 123.

monies des Indiens et des Égyptiens, et reconnait Bacchus comme une de ses plus grandes divinités. Elle institua, à l'honneur de son héros, ces fêtes tumultueuses où les bacchantes, pour célébrer la mémoire de ses conquêtes, couraient tout échevelées, faisaient retentir l'air du bruit de leurs tambours, en criant : *Evohé Bacche!* — Il se mêla à ces fêtes plusieurs infamies : dans quelques-unes d'elles, des femmes nues se donnaient le fouet, d'autres se déchiraient la peau. Mais tirons le rideau sur ces infamies ; disons seulement que, à ces jours de fêtes, on commettait tous les crimes qu'autorisait l'ivresse, l'exemple, l'impunité et la licence la plus effrénée ; après cela, ne rougit-on pas de voir une reine même, Olympias, célébrer ces infâmes mystères (1) ? »

Laissons au culte de Bacchus son véritable but ; il n'était qu'un prétexte pour couvrir les plus honteuses et les plus effrénées débauches.

Anciennement, chez les Perses et chez les Grecs, bien que l'ivrognerie fût punie, on faisait néanmoins des défis de débauche, et l'on proposait le prix à qui boirait le plus. Philoxène, de Cythère, dans un poëme didactique intitulé *le Souper,* demandait aux Dieux un gosier plus long que celui d'une grue ; il le voulait de trois coudées, pour avoir le plaisir d'avaler plus longtemps !

---

(1) Banier, *La Myth. et les Fables,* t. IV, p. 244.

Les Grecs avaient une fête singulière pour ces igno-
bles duels d'ivrognerie: c'était celle des Choas, ou fêtes
des coupes, ainsi nommée de la mesure que devait
boire celui qui remportait le prix. On y invitait tous
les buveurs, au son de la trompette, et le prix était
une outre, ou sac de cuir propre à mettre du vin; c'est
à Aristophane que nous en devons la description :

Un héraut. — Peuples, écoutez! Buvez dans vos
coupes, au bruit des trompettes, selon l'usage de vos
pères : celui qui aura le premier vidé la coupe, recevra
une outre de Ctésiphon.

Dicéopolis. — Conduisez-moi chez les juges. Où est
le roi du festin? Donnez-moi l'outre réservée au vainqueur. — J'ai rempli ma coupe de vin pur, et je l'ai
bue d'un seul trait.

Le chœur. — Fanfare, vaillant buveur! emporte
l'outre avec toi. Nous te suivons. Fanfare! Victoire!
Nous chanterons toi et ton outre (1).

Nous sommes loin d'Aristophane, et cependant,
confessons-le, il semble entendre le récit d'une orgie
ou d'un de ces honteux défis qui ne se font que trop
souvent aujourd'hui. La passion de boire est-elle donc
incurable? Doit-on se borner à gémir sur ce mal dé-
vastateur, ou, comme nous l'examinerons bientôt,
n'importe-t-il pas à l'humanité de tenter un remède

---

(1) Aristhop., *Les Arch.*

qui attaque énergiquement cette calamité, qui, tuant l'intelligence d'abord, amène promptement l'abrutissement et la dégénérescence de l'espèce?

On rencontre rarement des hommes aussi énergiques que le fut le philosophe Zénon vis-à-vis du roi Antigonus, qui le tenait en grande estime. Un jour, Antigonus était ivre, et, après avoir embrassé Zénon, il l'engageait à lui demander ce qu'il voudrait, promettant de l'accorder. Le philosophe répondit au royal ivrogne : « *Abi et evome.* » Voici en quels termes Ælien rapporte l'anecdote : « Zenonem Cittiensem in summa reverentia et amore habebat rex Antigonus. Atque ita aliquando, supra modum vino impletus, ad ipsum Zenonem commessabundus venit, eumque exosculatus atque amplexus, utpote temulentus, rogavit, ut sibi ille quid imperaret, jurans et juveniliter repetens cum jurejurando, non laturum repulsam, si quid postularet. Ille vero dixit ei : Abi et evome ; graviter simul et magno animo temulentiam ejus redarguens, et cavens illi, ne nimia saturitate dirumperetur (1).

Chez les Latins, le fléau cause les mêmes suites funestes; nous en rencontrons la preuve dans ces orgies odieuses dévoilées par la satire de Pétrone, où, afin que tout ce que l'imagination en délire peut rêver d'insensé, de crapuleux et de contre nature ne reste

---

(1) Ælien, *Variæ historiæ*, lib. IX, cap. XXVI.

pas en oubli, le satyrion et le falerne tiennent toujours les coupes pleines. Il faut pour Néron qu'aucune
infamie ne demeure ignorée. Les plaisirs délicats que
lui procurait son confident Pétrone, ne lui suffisent
plus; ce chevalier romain devient gênant: il lui préfère
l'aventurier Tigellin, débauché grossier, et la trop
célèbre Quartilla, prêtresse de Priape. La peinture
saisissante tracée par Pétrone, donne une juste idée
du degré que l'on peut atteindre sous la domination
des influences bachiques. Et, si parfois un reste
de pudeur semble devoir épargner le dernier des ou-
trages à une jeune fille, à un enfant, la coupe en
main, la première de ces *louves*, Quartilla s'y oppose,
en invoquant son propre dévergondage; elle s'écrie :
« Minor est ista quam ego fui, cum primùm virum
passa sum? Junonem meam iratam habeam, si unquam
me meminerim virginem fuisse : nam et infans cum
paribus inquinata sum, et subinde prodeuntibus annis
majoribus me pueris applicui, donec ad hanc ætatem
perveni (1). »

C'est en se faisant une arme de l'ivresse qu'Attale,
après avoir enivré Pausanias dans un festin, le sacrifia,
après l'avoir déshonoré dans sa jeunesse, à sa bruta-
lité et à celle de tous les convives. « Hic primis puber-
tatis annis stuprum per injuriam passus ab Attalo

---

(1) *Sat. de Petrone*, t. Ier, p. 98. Amsterdam, MDCCLVI.

fuerat : cujus indignitati hæc etiam fœditas accesserat; nam perductum in convivium libidini, velut scortum vile, subjecerat, ludibriumque omnium inter æquales reddiderat. » Ce jeune homme n'ayant pu obtenir justice de Philippe pour l'infamie dont il avait été victime, et voyant Attale, son ennemi, élevé au rang de général, tourna son ressentiment contre le roi et le poignarda (1).

L'excès du vin conduit à l'impudicité; convaincu de cette réalité, on défendait jadis à Rome l'usage du vin aux femmes. On lit, en effet, dans les Anecdotes, qu'Egnatius Mecenius tua sa femme à coups de bàton, pour avoir bu du vin au tonneau, et qu'il fut absous du meurtre par Romulus. Fabius Pictor rapporte, dans ses annales, qu'une dame romaine ayant ouvert le sac où étaient renfermées les clefs de la cave, ses parents la firent mourir de faim. La rigueur de ces chàtiments atteste l'horreur qu'inspirait l'ivresse, en raison des désordres qui la suivent; aussi, la surveillance des Romaines à cet égard était si rigoureuse, que, suivant Caton, les Romains ne donnaient de baisers à leurs parentes que pour découvrir si elles sentaient le témète (2). »

---

(1) Justin, lib. IX, c. vi.

(2) C'était alors le nom du vin, d'où nous est resté le mot *temulentia*, ivrognerie.

Il peut être difficile d'admettre cette cause unique fournie par Caton, d'après Pline (1), aux baisers donnés aux dames romaines; il est certain que ce signe d'affection, entre parents, n'eût plus été qu'une inquisition blessante, et il est douteux que le caractère altier de la Romaine se fût courbé à cette marque hypocrite d'amitié.

Nous retrouvons encore la preuve de la gravité de la faute que commettait la femme quand elle buvait du vin, dans les dispositions de la loi des Douze Tables, au titre du Divorce. Cette loi, dit M. Bouchaud (2), en permettant au mari de faire divorce avec sa femme, exigeait qu'il alléguàt la cause pour laquelle il s'en séparait. Plutarque en rapporte trois. Denys d'Halicarnasse et Aulu Gelle, en parlant du divorce, nous apprennent que la loi de Romulus en permettait la demande au mari. Le premier de ces auteurs dit : « Que le mari, conjointement avec les parents de sa femme, faisait le procès à cette femme, si elle avait violé la pudicité conjugale, ou si, ce qui chez les Grecs était regardé comme une faute légère, elle avait bu du vin. Romulus, continue Denys d'Halicarnasse, condamna ces deux excès, comme étant les deux plus grands crimes qu'une femme puisse commettre, persuadé que

---

(1) Pline, lib. XIV, c. XIII

(2) *Comment. sur la loi des Douze Tables*, t Ier, p. 659 et suiv. Paris, an XI.

le violement de la pudicité est le premier pas qui conduit à cette effronterie que rien n'arrête, de même que l'ivresse est le premier pas qui conduit au violement de la pudicité. »

Aulu Gelle confirme ces dispositions. Discourant sur le même sujet et faisant allusion à la loi de Romulus qui a passé dans la loi des Douze Tables, il dit : « Que les écrivains qui ont laissé des Mémoires sur les mœurs et les usages du peuple romain, apprennent qu'à Rome et dans tout le Latium les femmes ne buvaient jamais de vin. Elles n'avaient pour boisson que des liqueurs douces de différentes espèces, faites avec des grappes de raisins dont on avait exprimé le premier jus, et désignées sous le nom de *lorca*. » Le même auteur, rapportant l'avis de Marcus Caton, ajoute qu'une dame romaine convaincue d'avoir bu du vin, était non-seulement couverte de l'opprobre public, mais que, citée au tribunal des magistrats, elle était punie aussi sévèrement que si elle eût été coupable d'adultère. »

« L'homme est juge-né de sa femme, tant qu'il n'a pas fait divorce; il remplit à son égard l'office de censeur, et tel est son droit : s'il découvre dans son caractère et dans ses mœurs des choses répréhensibles, il la punit; si elle a bu du vin, il la condamne. »

Le principal objet de la loi de Romulus, suivant M. Bouchaud, était d'interdire aux femmes l'usage du vin; et, d'après Valère Maxime, les femmes romaines n'usaient pas du vin, pour ne pas courir le risque de tomber dans le dérèglement, l'intempérance étant pour l'ordinaire un acheminement à l'impudicité. « Vini usus olim romanis feminis ignotus fuit, ne scilicet in aliquod dedecus prolaberentur, quia proximus a libero patre intemperentiæ gradus ad inconcessam venerem esse consuevit (1). »

Cette défense que Romulus fit aux femmes de boire du vin, tomba insensiblement en désuétude. Baudoin, savant commentateur des lois romaines, rapporte que néanmoins cette abstinence du vin pour les femmes se conserva longtemps, même depuis la chute de l'empire romain, parmi les meilleures familles d'Italie, où une femme n'osait pas, à l'insu de son mari, goûter du vin. Et ce savant cite Blondus, historien du xve siècle, qui raconte avoir vu un contrat de mariage, écrit trois siècles auparavant, par lequel le futur époux promet au père de la future épouse que, toutes les fois que sa femme sera en couche, il lui permettra, pendant les huit premiers jours, de boire la quantité de vin qui sera convenable, et que toutes les fois qu'elle sera malade, il lui permettra d'en boire, de l'avis du médecin, tant que durera la maladie. Il lui promet, en outre, de lui laisser le plaisir d'en boire beaucoup à chaque grande fète.

Si l'on en croit Aulu Gelle, Romulus joignait l'exem-

---

(1) *Du Mariage et de la Parenté*, lib. II, ch. i, n° 5.

ple au précepte. Il rapporte qu'étant un jour invité à un repas, il prit fort peu de vin, parce qu'il avait le lendemain une affaire à traiter; on lui dit : Romulus, si tous les hommes faisaient comme vous, le vin se vendrait à vil prix. — Au contraire, dit-il, il serait plus cher si chacun en buvait selon son désir; car c'est ainsi que j'en ai bu moi-même. — « Romule, si istud homines faciant, vinum vilius sit. Is respondit : Immo vero carum, si quantum quisque volet bibat, nam ego bibi quantum volui (1). »

Les lois postérieures à celles de Romulus, continue M. Bouchaud, gardent sur la disposition qu'elle contient un profond silence; et l'on s'en rapporta, sur cette abstinence du vin, à la pudeur de chaque femme. De là vient peut-être que les séducteurs de femmes qui tenaient publiquement un cabaret, ou bien une boutique pour tout autre commerce, n'étaient pas censés avoir commis un adultère. Ces femmes étaient d'une condition trop abjecte pour être assujéties aux lois de la pudeur; et la plupart menaient, en effet, une vie très-dissolue. Ainsi les cabaretières et autres femmes de boutique n'étaient pas soumises aux peines prononcées par la loi Julia contre l'adultère. Mais Constantin dérogea dans la suite à cette exception, distinguant entre la maîtresse du cabaret et la servante; en sorte

---

(1) Aulu Gelle, lib. XI, cap. xiv.

qu'il n'y eut plus que celle-ci qui fut à l'abri de la sévérité de la loi. Justinien inséra dans son Code la constitution de Constantin.

La réforme introduite par Constantin présente une étrange anomalie. N'est-il pas inexplicable de voir ici la loi si sévère, d'une part, venir affranchir ensuite, en raison de la profession de la femme, le délit d'adultère? La condition de ces femmes, dit-on, est abjecte; elles mènent une vie dissolue qui les place hors la loi. Pourquoi, sinon parce qu'on les met dans cette situation dégradante qui laisse à leur égard tout permis, et qui bientôt aura étouffé ce sentiment qui s'éteint rarement chez la femme, même quand sa conduite n'est pas régulière, la pudeur? Et comment la malheureuse ainsi placée au pilori, à laquelle on peut impunément cracher au visage toutes les insultes, reconquerra-t-elle une pudeur qui lui est défendue? Un tel système était véritablement odieux: c'était celui de la prostitution forcée! Partie du mal fut conjurée par Constantin; l'écueil n'exista plus que pour la servante : la domesticité de sa naissance lui défendait la pudeur; elle restait condamnée à être livrée au premier débauché qui se présentait.

Triste loi! tristes mœurs!

Les anciens auteurs n'attribuent pas seulement aux excès du vin les dérèglements de conduite; mais ils y voient encore, avec raison, la cause d'une multitude de maladies qui en sont les châtiments. Sénèque, après avoir rappelé que les hommes d'autrefois étaient plus maîtres d'eux-mêmes et non abandonnés aux délices de la table, maintient que les femmes elles-mêmes, qui, au dire du fondateur de la médecine (Hippocrate), n'étaient pas sujettes à la goutte, deviennent goutteuses, non qu'elles aient changé de nature, mais de manière de vivre; et, parlant d'elles, il dit : « Non minus pervigilant, non minus potant, et oleo et mero viros provocant, æque invitis ingesta visceribus per os reddunt, et vinum omne vomitu remetiuntur; æque nivem rodunt, solatium stomachi æstuantis. Libidine vero ne maribus quidem cedunt : pati natæ (dii illas deæque male perdant!) adeo perversum commentæ genus impudicitiæ viros ineunt (1). »

Après avoir indiqué comme cause occasionnelle de maladies, l'ivresse, le même auteur, dans une autre lettre, affirme que l'ivresse favorise la débauche et l'impudicité. Il trace le tableau que voici : « Tunc libidinosus ne cubiculum quidem expectat, sed cupiditatibus suis, quantum petierint sine dilatione permittit; tunc impudicus morbum confitetur ac publicat; tunc petulans non linguam non manum continet (2). »

Le critique Macrobe, partageant l'avis d'Aristote, flétrit en ces termes les excès de table : « Nous avons

---

(1) Sénèque, épit. 95.
(2) Sénèque, épit. 83.

parlé des voluptés, Aristote nous enseigne quelles sont celles qui convient de fuir : L'homme a cinq sens appelés par les Grecs αἰσθήσεις, et qui paraissent être pour l'âme et pour le corps les sources du plaisir : le tact, le goût, l'odorat, la vue et l'ouïe. L'abus des jouissances qu'ils procurent est honteux et coupable; mais l'excès dans les jouissances qui naissent du tact et du goût, est, au dire des sages, la plus infâme de toutes les choses; et les hommes adonnés sans mesure à ces deux penchants sont appelés chez les Grecs ἀκρατεῖς ou ἀκόλαστοι, des noms du vice le plus honteux. Nous les appelons, nous, incontinents ou intempérants. Or, nous voyons que ces deux voluptés du goût et du tact, c'est-à-dire la chair et Vénus, sont les seules qui nous soient communes avec les bêtes; et voilà pourquoi l'on met au rang des animaux et des bêtes quiconque est livré à ces plaisirs de la brute (1). »

L'énergique Martial lance contre la passion du vin les traits sanglants de sa mordante satire, à propos de la belle Phyllis, qui refuse, comme prix de ses complaisances, les riches présents qui lui sont offerts; pour leur préférer. . . . . . une bouteille de vin, *amphoram vini.*

Formosa Phyllis nocte cum mihi totâ
Se præstitisset omnibus modis largam,

---

(1) Macrobe, *Les Saturn.*, lib. II.

Et cogitarem manè quod darem munus,
Utrumne Cosmi, Nicerotis an libram,
An bæticarum pondus acre lanarum
An de monetâ Cæsaris decem flavos
Amplexa collum, basioque tam longo
Blandita, quam sunt nuptice columbarum,
Rogare cœpit Phyllis. . . . . . . amphoram vini (1).

Un poète philosophe qui vivait aux temps les plus orageux de la République romaine, Lucrèce, dépeint l'ivresse dans toute sa triste nudité, quand il s'écrie : Enfin, lorsque le vin, cette liqueur active, s'est rendu maître de l'homme, et a fait couler son feu dans ses veines brûlantes, pourquoi ses membres sont-ils pesants? sa démarche incertaine, ses pas chancelants? sa langue embarrassée? son âme noyée? ses yeux flottants? Pourquoi ces clameurs? ces hoquets impurs? ces querelles et ces disputes? Enfin, tous les désordres que l'ivresse traîne à sa suite, que signifient-ils, sinon que la force du vin attaque l'âme elle-même au fonds de nos corps?

Denique cur hominem cum vini vis penetravit
Acris, et in venas discessit diditus ardor,
Consequitur gravitas membrorum? Præpediuntur
Crura vacillanti? tardescit lingua? madet mens?

---

(1) Martial, epig. lib., no 1C6.

Nant ocula? Clamor, singultas, jurgia gliscunt?
Et jam cætera de genere hoc quæcunque sequuntur?
Cur ea sunt, nisi quod vehemens violentia vini
Conturbare animam consuevit corpore in ipso (1).

Et Properce, déplorant lui aussi les excès du vin, s'exprime d'une manière non moins sévère : Ah! périsse à jamais celui qui pressa le premier une grappe vermeille, et qui versa dans une eau limpide un nectar corrupteur. Quand le laboureur d'Athènes leva contre toi une main saintement homicide, tu reconnus, Icare, combien les dons de Bacchus sont amers! C'est le vin qui a fait périr le centaure Eurytion; c'est lui qui perdit Polyphène; c'est lui qui rend la beauté difforme, qui ôte à la jeunesse ses attraits, qui empêche souvent l'amante de reconnaître son amant.

Ah pereat, quicumque meracas repperit uvas,
Corrupitque bonas nectare primus æquas!
Icare, Cecropiis merito jugulate colonis,
Pampineus nosti quam sit amarus odor.
Tu quoque, o Eurytion, vino, centaure, peristi,
Nec non Ismario tu, Polypheme, mero.
Vino forma perit; vine corrumpitur ætas;
Vino sæpe suum nescit amica virum (2).

---

(1) Lucrèce, lib. III.
(2) Properce. lib. II, eleg. 33.

Lamotte, dans une ode anacréontique, s'inspirant des idées d'un sage de la Grèce, a fidèlement dépeint les suites du vin dans ces quatre vers :

La vigne, si j'en crois un sage de la Grèce,
    Porte trois raisins inégaux :
Du premier naît la joie, et du second l'ivresse ;
    Du dernier naissent tous les maux (1).

Néanmoins, nous repoussons la joie qui puise sa source dans le vin; ce n'est qu'une joie factice, artificielle, qui vous lance sur une pente dangereuse, où il est souvent difficile à l'homme sage de distinguer la limite du permis.

Nous connaissons désormais l'opinion des auteurs les plus recommandables sur les suites fatales qu'amènent les excès des boissons; nous devons étudier maintenant les différentes dispositions auxquelles l'ivresse a donné lieu dans les législations étrangères, pour arriver à examiner les conséquences qu'elle doit aujourd'hui entraîner, sous l'empire du Code pénal de 1810, qui nous régit.

La loi romaine, à laquelle on ne saurait refuser une grande autorité, admet l'ivresse comme devant entraî-

---

(1) Lamotte s'est ici inspiré de cet apophthegme d'Anacharsis : « La vigne porte trois sortes de fruits : l'ivresse, la joie et le repentir. qui se succèdent l'un à l'autre. »

ner une diminution de peine; aussi la peine capitale doit-elle être remise à ceux qui ont commis un crime sous l'influence du vin. « Per vinum aut lasciviam lapsis, capitalis pœna remittenda est, et militiæ mutatio irroganda (1). »

Le même principe est encore consacré par cette autre loi : « Delinquitur autem aut proposito, aut impetu, aut casu. Proposito delinquunt latrones, qui factionem habent. Impetu autem qui per ebrietatem ad manus aut ad furtum venitur. Casu vero, cum in venando telum in feram missum hominem interfecit (2). »

Enfin, après avoir édicté une peine contre le soldat qui laisse évader l'accusé confié à sa garde, la même loi fait une restriction pour le cas où le soldat était ivre. « Salvio quoque legato Aquitaniæ idem princeps rescripsit, in eum qui custodiam dimisit, aut ita sciens habuit, ut possit custodia evadere, animadvertendum. Si tamen per vinum aut desidiam custodis id evenerit, castigandum eum, et in deteriorem militiam dare (3). »

Le soldat qui manque à l'observation rigoureuse de sa consigne, est évidemment plus coupable que le particulier qui aura failli au devoir; le soldat, en effet, est le dépositaire d'une partie de l'autorité publique,

---

(1) *Dig.*, *de Re milit.*, lib. XLIX, tit. xvi, loi 6, § 7.
(2) Dig., loi II, *de Pœnis.*
(3) Dig., lib. XLVIII, tit. iii, l. 12.

et cependant la loi romaine, tant elle reconnaît le bouleversement produit par l'ivresse, n'hésite pas à reconnaître en sa faveur une atténuation.

Ce qui prouve, dit M. le docteur Roesch, que, jusqu'aux temps les plus rapprochés de nous, les gouvernements des pays dans lesquels le vice de l'ivrognerie est répandu, ont donné de l'attention aux maux qui découlent de ce vice, c'est qu'il existe à cet égard diverses ordonnances, auxquelles il manque seulement la sévérité nécessaire en pareil cas. — L'empereur Maximilien Ier publia, en 1500, un rescrit qui défendait les associations pour boire, et qu'il renouvela aux Diètes de Trèves et de Cologne. Des ordonnances analogues furent rendues par Charles V, Maximilien II et Rodolphe. Les ecclésiastiques reçurent l'ordre d'employer la prédication pour détourner le peuple des excès dans la boisson.

En 1524, le margrave de Hesse, Philippe, interdisait formellement la vente de l'eau-de-vie.

Des mesures analogues étaient prises dans l'électorat de Saxe, dans le margraviat de Brandebourg et dans le duché de Wurtemberg. Une ordonnance, datée de 1567, prononce une amende d'un florin, non-seulement contre ceux qui boiront trop, ou exciteront les autres à boire, mais même contre ceux qui resteront paisibles spectateurs d'excès sans employer les représentations, ou, si elles sont inutiles, sans dénoncer les coupables aux magistrats. La même peine atteignait les aubergistes et autres marchands qui permettraient qu'on s'enivrât dans leurs établissements. Lorsque le délinquant ne pouvait acquitter l'amende sans nuire à sa femme et à ses enfants, il devait être puni de la prison au pain et à l'eau, pendant deux jours et deux nuits (1).

L'ordonnance de 1577 (tit. 8) s'élève avec force contre ces excès, dans l'intérêt de la morale et de la sûreté publiques, et veut qu'ils soient réprimés, sans cependant fixer de peine. Mais, quelque mûrement que ces lois de l'empire eussent été méditées, elles furent peu observées, et les membres de la Diète s'adonnaient tellement, même pendant la durée du congrès, à l'ivresse, qu'ils regardaient comme une chose honorable, que Ferdinand Ier se vît obligé d'adresser l'admonition suivante aux députés : « Souvenez-vous bien que vous n'êtes pas réunis pour boire et manger, mais pour vous occuper des affaires publiques de l'empire : fuyez donc de toutes vos forces l'intempérance, qui détruit le corps et l'âme, et remplissez votre mission (2). »

Cependant, dans le Wurtemberg même, on ne se hâta pas de renoncer à la boisson, et, en 1620, parut un rescrit général qui enjoignit aux magistrats de

---

(1) *Wurtembergische Landesordnang*, tit. xcix, 128.
(2) Friedrich, *Leipzick 1835*, p. 766.

mettre en vigueur les dispositions de l'ordonnance précédente, et de punir ceux qui y contreviendraient : car, est-il dit, d'effrayants exemples prouvent tous les jours que les habitants ne sont point guéris du malheureux vice de l'ivrognerie, dont les suites, injures graves, voies de fait, meurtres même, les obligent de s'expatrier ou les exposent à de graves procès, et souvent font des veuves et des orphelins (1).

En 1718, un édit spécial fut rendu en Prusse contre les ivrognes. Le pape Innocent III fulmina les peines les plus graves contre les ecclésiastiques qui s'enivreraient, et les déclara déchus de leurs fonctions et de leurs bénéfices.

Le nouveau Code pénal prussien prononce une peine d'une semaine à trois mois d'emprisonnement, contre celui qui s'adonne au jeu, à l'ivrognerie ou à l'oisiveté, au point de tomber dans un état qui exige l'intervention de l'autorité et l'aide de secours étrangers, pour subvenir à son entretien ou à l'entretien de ceux auxquels il doit la nourriture (2).

La loi autrichienne, se fondant sur le principe fondamental que c'est l'intention criminelle qui engendre la responsabilité, admet le moyen tiré de l'ivresse; l'article 2 de ce Code (1re partie) dispose : « Que nulle

---

(1) *Wurtemberg Landrecht 1679*, p. 343.
(2) Cod. pén. pruss. du 14 avril 1851, § 119, 2e partie.

action ne constitue un délit : 1º quand l'auteur est totalement privé de sa raison; 2º quand l'auteur est en état d'ivresse, à moins qu'il ne s'y soit mis dans l'intention directe de commettre le délit. » Seulement, l'ivresse ne demeure pas complétement impunie, et, suivant l'article 3 de la seconde partie du Code pénal, « les actions qui ne sont pas d'elles-mêmes des délits, mais qui ne peuvent être considérées comme telles, parce qu'elles ont été commises dans un moment accidentel d'ivresse, sont néanmoins punies, d'après la gravité des circonstances, comme infraction de police; et, aux termes de l'article 267, la peine est l'arrêt d'un à trois mois, laquelle est aggravée si l'ivrogne sait par expérience que, dans l'état d'ivresse, il est sujet à des transports de violence; — s'il s'agit de méfaits très-graves, on lui inflige l'arrêt rigoureux pendant six mois. » En réalité, c'est seulement l'ivresse qui est punie, l'homme ivre ne pouvant avoir de volonté et n'étant pas responsable des actes perpétrés dans cet état.

Enfin, l'article 268 contient une dernière disposition, dans l'intérêt de la sûreté de l'ouvrier, et pour prévenir aussi les dangers que l'ivresse peut amener pour les tiers; elle est ainsi conçue : « L'ivresse habituelle chez les ouvriers et les journaliers qui travaillent sur les toits ou qui s'occupent d'objets dangereux pour l'incendie, ou chez la classe des personnes de service, dont la négligence peut facilement causer un incendie, est une grave infraction de police, punie pour la première fois de 15 à 25 coups, et ensuite de l'arrêt de trois jours à un mois, aggravé du jeûne et du châtiment corporel. La peine contre l'ivresse habituelle est prononcée d'office, dans le cas où, par sa publicité, elle est venue à la connaissance du magistrat; autrement, elle l'est seulement sur la plainte formée par les maîtres et patrons. »

Les lois anglaises et américaines considèrent, au contraire, l'auteur d'un crime ou d'un délit comme toujours responsable, malgré l'existence de l'ivresse (1). D'après la loi anglaise, il n'y a que l'ivresse involontaire, c'est-à-dire celle qui est déterminée par l'influence d'autrui, qui tempère et écarte la peine. Les écrivains anglais disent que l'ivresse est une *dementia affectiva*, et l'homme ivre un *voluntarius dæmon*, qui, loin d'avoir acquis le privilége de l'impunité, pour s'être mis dans cet état, mérite, au contraire, une punition plus sévère, attendu que chacun doit savoir qu'il est très-ordinaire de commettre des actes de violence et des crimes pendant l'ivresse.

Franck rapporte que le nombre des naissances diminua tellement à Londres en 1726, que l'autorité fit une enquête sur les causes de cette dépopulation, qu'on crut devoir attribuer à l'eau-de-vie. Cette liqueur

---

(1) Stephens, *Summary*, p. 5.

fut alors frappée de nouveaux impôts, mesure dont on a réellement remarqué de bons effets depuis 1758 (1).

Le Code pénal espagnol admet l'ivresse comme une simple circonstance d'atténuation.

Le nouveau Code pénal du Wurtemberg contient la disposition suivante : « Une action illicite n'est pas punissable quand elle a été commise dans un état tel, que l'usage de la raison se trouvait aboli. Tels sont principalement la fureur, la folie générale et spéciale, l'idiotisme complet et l'aliénation totale *passagère* des sens ou de l'esprit. L'impunité cesse si le sujet s'est mis *avec intention,* par la boisson ou par d'autres moyens, dans un état d'aliénation passagère, afin d'accomplir alors un crime qu'il aurait prémédité de sang-froid. (2) »

Le duc de Brunswick, voulant conjurer les effets des boissons alcooliques, limitait la vente de l'eau-de-vie par ce sage édit de 1691 : « Étant devenu notoire que les gens du peuple emploient l'eau-de-vie, non plus comme médicament et pour faciliter la digestion, but proprement dit dans lequel elle a été inventée et prescrite, mais comme boisson journalière, c'est-à-dire comme instrument et moyen d'intempérance, et que ceux qui s'adonnent à ce genre de vie meurtrier finis-

---

(1) Franck, *System einer vollstaendigen medicinischen Polizei,* p. 241.

(2) Stuttgard et Tubingue, 1835, art. 91.

sent par perdre leur santé, leur esprit, leur raison et leur fortune, il est ordonné :

» 1o Que, dans aucune des maisons et boutiques où l'on débite de l'eau-de-vie, pharmacies, cabarets ou autres, quiconque y entre pour boire de cette liqueur ne recevra pas, par jour, pour plus d'un bon gros d'eau-de-vie du Rhin ou de France, ou d'un mariengros d'eau-de-vie de grain, et qu'il n'y sera souffert aucune réunion de buveurs;

» 2o S'enivrer d'eau-de-vie est défendu, sous des peines sérieuses et irrémissibles;

» 3o Les débitants qui contreviendront à cette ordonnance seront punis chaque fois d'une amende de vingt écus (1), dont un quart reviendra au dénonciateur;

» 4o Il est défendu de vendre de l'eau-de-vie à crédit, sous peine d'un écu d'amende;

» 5o Les magistrats feront visiter avec soin les débits d'eau-de-vie, pendant la soirée surtout. »

Cette ordonnance fut confirmée, en 1736, par un édit du roi Georges III, contenant, en outre, les dispositions suivantes :

« 1o L'ivresse d'eau-de-vie sera sévèrement punie d'un emprisonnement de trois jours, au pain et à l'eau. Si le délinquant ne se corrige pas ensuite, le vice sera

---

(1) L'écu vaut 3 fr. 60.

considéré comme criminel, et on infligera la peine des travaux forcés avec ou sans réclusion.

› 2º Nulle excuse ne sera admise pour les crimes commis pendant cette ivresse, et qui seront punis comme s'ils eussent été accomplis à jeun.

› 3º Les gens ivres seront enlevés des rues, etc., etc., et punis comme il vient d'être dit. On veillera à ce qu'il ne soit pas abusé de l'eau-de-vie dans les mariages et dans les baptêmes. ›

Dans le Wurtemberg, la police applique des peines aux gens ivres : les personnes qui s'enivrent le dimanche sont, d'après une loi du 4 juin 1727, punies, outre l'amende prononcée par une ancienne ordonnance, d'une autre amende spéciale, qui est versée dans les caisses des pauvres.

Le Code militaire de Wurtemberg de 1818 punit sévèrement l'ivresse : il distingue le cas où l'ivresse est ou non un vice d'habitude, appliquant dans les deux cas la peine d'emprisonnement au pain et à l'eau. Si l'ivresse rend incapable du service, la peine est augmentée. Quant à l'officier qui s'adonne à la boisson, il est réformé si les moyens de correction demeurent sans effets. Si l'ivresse le rend incapable de service, en temps de paix, il est renvoyé de son corps; en temps de guerre, il perd son grade, avec réserves d'une plus forte peine s'il en est résulté des inconvénients graves pour le service.

En Suède, les lois contre l'ivresse sont rigoureusement exécutées. Quiconque se montre ivre, est condamné à payer : la première fois, trois écus; la seconde, six; la troisième et la quatrième, une somme plus forte, il perd son droit d'électeur et ne peut être nommé représentant; la cinquième fois, on le renferme dans une maison de correction; et, la sixième, cette réclusion dure un an. Chaque aubergiste est tenu d'avoir ces dispositions placardées dans sa maison.

L'abus des boissons alcooliques en Suède a pris des proportions désolantes, et les médecins les plus autorisés n'ont pas hésité à constater les suites déplorables de ces excès. Cet abus remonte, dit M. Morel (1), au siècle dernier. On en a la preuve dans les efforts tentés par les hommes les plus honorables en médecine et en administration, pour éclairer le peuple suédois et le retenir sur la pente de sa ruine. En 1785, le médecin provincial d'Ostergothland, le docteur Hagstrom, était déjà frappé des funestes effets de l'alcool, et il faisait un appel énergique à ses concitoyens pour les éclairer sur les conséquences d'un vice qui était non-seulement un outrage à la religion et à la morale, mais qui

---

(1) Morel, *Traité des dégénérescences phys., intell. et mor.*, p. 266 et 270. Paris, Baillère, 1857.

On consultera avec fruit, sur cette question, l'ouvrage intitulé : *Alcoholismus chronicus*, par le docteur Magnus Hus, Stockholm, 1852 ; et *Ueber die endemischen Krankheiten shwedens*, traduit du suédois par le docteur Gérard.

compromettait l'avenir des générations. Depuis le docteur Hagstrom, des milliers de voix se sont fait entendre dans le même sens; cependant le mal a pris une extension si considérable, que le docteur Magnus Hus ne craint pas de dire : « Les choses en sont arrivées aujourd'hui à un tel point, que, si les moyens énergiques ne sont pas employés contre une habitude aussi fatale, la nation suédoise est menacée de maux incalculables. . . . . — Le danger que fait courir l'alcoolisme à la santé intellectuelle et physique des populations scandinaves, n'est pas une de ces éventualités plus au moins probables; c'est un mal présent, dont on peut étudier les ravages sur la génération actuelle. . . . . — Il n'y a plus moyen de reculer devant l'application des mesures à prendre, dussent ces mesures léser bien des intérêts. Mieux vaut se sauver à tout prix, que d'être obligé de dire : *Il est trop tard.* » Et il finit par déclarer à ceux auxquels sont confiées en Suède les destinées de ce peuple, menacé d'une décadence irrémédiable, si l'on tarde à recourir aux remèdes les plus énergiques : « Qu'il est irrécusable que, par suite de ces excès, *le peuple en Suède a dégénéré de ses ancêtres sous le rapport des forces physiques et de la stature.* »

Un historien rapporte que les premières années du règne de Gustave III furent heureuses, et qu'il prit différentes mesures importantes dans l'intérêt de ses sujets; il cite spécialement : l'abolition de la torture, de ce moyen odieux et barbare par lequel on exposait la vie des innocents à un péril évident, sous l'espérance incertaine de découvrir un coupable. Gustave III prohiba formellement la fabrication de l'eau-de-vie. Malheureusement cette prohibition fut bientôt éludée, et, trois ans après, on établit dans toutes les provinces des distilleries royales qui furent données à ferme. Le gouvernement actuel est obligé de lutter contre ce vice, pour empêcher la démoralisation du peuple (1).

D'après Maonish, aux États-Unis, dans l'état de New-York, les propriétés des ivrognes sont, comme celles des aliénés, placées sous la surveillance publique; le législateur indiquant, par cette similitude de précautions, l'analogie frappante des résultats d'incapacité produit par la folie ou par l'ivresse.

En France, les éléments les plus dangereusement favorables de l'ivrognerie sont les cabarets, les bouchons et tous ces tripots où trop souvent l'homme déjà ivre obtient néanmoins une nouvelle dose de ce poison, qui, pour l'aubergiste, ne se traduit que par le bénéfice à faire; qu'importe l'homme? il faut vendre avant tout.

Nos anciennes ordonnances, soucieuses de tout ce qui touchait à la morale et à la santé publique, avaient compris le danger; aussi elles le combattaient par leur

---

(1) Erik Geyer, *Hist. de Suède*, p. 315.

sévérité à l'égard des cabaretiers; et, tout en reconnaissant que la plus grande partie de leurs dispositions sont inapplicables aujourd'hui, il n'en est pas moins vrai qu'il existe un mal rongeur, source de bien des calamités; que le fléau s'étend et se propage librement; que, sans entraves, il anéantit l'homme, tue son intelligence, lui fait oublier ses devoirs les plus sacrés. Aussi doit-on, dans l'intérêt général, non pas seulement flétrir l'ivrognerie par des paroles, mais la combattre par des moyens énergiques et opposer une digue efficace au vice qui produit tant de ravages.

Les anciennes ordonnances s'appliquaient aux taverniers et aux cabaretiers; pour les bien apprécier, il importe de préciser la différence qu'elles établissaient entre les deux professions. « C'est une erreur populaire, dit Delamare (1), qu'un mauvais usage a introduite, de confondre les tavernes avec les cabarets. Ces deux lieux, à la vérité, ont cela de commun que l'on y vend du vin; mais avec cette différence essentielle qui les distingue, que, dans les tavernes, l'on y doit vendre le vin à pot pour emporter, et que dans les cabarets, l'on y met la nappe et des assiettes, et qu'avec le vin on y donne à manger.

» Le vin pris modérément est utile au corps, qu'il fortifie; c'est pourquoi les lieux où on le vend à pot,

---

(1) Delamare, *Traité de la Police*, t. III, p 719.

pour l'emporter chez soi et en user dans sa famille, à ses repas ordinaires, n'ont rien que de louable ni qui les rend indignes de protection; c'est dans cet esprit, d'une utilité innocente, que l'empereur Aurélien fit vendre à pot, dans le temple du Soleil à Rome, les vins qui lui appartenaient de ses domaines, *fiscalia vinea*, et à bas prix, afin que le peuple en pût avoir avec plus de facilité, *ut facilius mentis curæ dissolverentur*.

» Mais les désordres que l'excès du vin cause, ont rendu de tout temps odieux, ou du moins fort décriés, les cabarets, où l'on s'assemble pour boire ou y faire des repas, parce que très-souvent ce qui s'y passe dégénère en débauche et en ivresse; qu'en tout cas, c'est toujours très-certainement une occasion prochaine de tomber dans ce vice et dans toutes ces dangereuses, fatales et souvent très-funestes suites, sans compter combien les gens d'honneur y commettent leur réputation, et les autres la ruine de leur santé et de leur famille.

» De là vient que ce n'est que sur les cabarets, ces lieux de débauches, que tombent toutes ces invectives que nous lisons dans les livres saints; et c'est aussi le motif des différentes dispositions de notre droit coutumier, qui permettent aux taverniers, comme à tous autres marchands, de poursuivre en justice le paiement du vin par eux vendu à pot, et qui dénient toutes actions aux cabaretiers pour vin vendu avec nappe et assiettes dans leurs cabarets.

» Cette distinction a été observée de tout temps. Athènes et Rome, ces célèbres et sages républiques, en avaient l'usage. Les Grecs nommaient les lieux où l'on ne vendait que du vin à pot, τυϐερναὶ, boutique, parce que l'on ne s'y arrêtait que pour prendre le vin que l'on achetait, et l'emporter, comme il se pratique chez tous les autres marchands, et ils nommaient les lieux où l'on donnait à boire et à manger, καπὴ, du verbe καπτειν, manger goulûment.

» Les Latins, à l'imitation des Grecs, nommaient ces premiers lieux, où le vin se débite, *tabernœ,* d'où nous avons fait celui de tavernes, et les cabarets, *popinœ,* lieux publics où l'on fait des repas de viandes cuites et préparées délicatement. »

La suspicion si légitime qui a toujours atteint les cabarets, motiva l'ordonnance de 1373, qui prescrivait la fermeture de tous ces lieux après une certaine heure. On considérait avec raison cette mesure comme intéressant la tranquillité publique; elle est ainsi conçue : « Sont plusieurs honnestes et profitables ordonnances, comme de tauernes tenir closes emprès le sain de la commune sonné, et semblables choses touchant et apartennent au bon arroy honneste et garde de la ville et sûreté des habitants et conversions en icelle. »

L'un des plus anciens documents qui nous restent sur ce sujet, dans le but de prévenir les suites fàcheuses qu'entraînent les cabarets, est une ordonnance du prévôt de Paris, de 1397, qui défend aux gens de métier de fréquenter les cabarets les jours ouvrables, et aux cabaretiers de les y recevoir; elle est ainsi conçue : « Pour ce qu'il est venu à notre congnoissance que plusieurs gens de mestier, et autres personnes vacabondes, gens de petit estat, incongneües, et de petite faculté, estans et frequentans en la ville de Paris, délaissent à faire leurs besongnes, à gouverner leurs mesnages, et gangner leurs vies à la peyne de leur corps, ou autrement eulx occuper en bonnes opéracions aux jours ouvrables et sur sepmaine, pour la grande affectation et inclination qu'ils ont aux jeux de la paume, de boulles, de dez, de cartes, de quilles et autres; esquels jeux ils s'employent et occupent esdits jours ouvrables, en plusieurs tauernes et autres lieux publics et repos en ladite ville de Paris, dont plusieurs d'iceulx, quant ils ont pardu leur chevance ausdits jeux, ou l'un d'eulx, sont devenus et deviennent de jour en jour larrons, meurdriers, robeurs, et gens de très-mauvaise vie. Si comme de toutes ces choses, tant par les confessions de aucuns de l'estat devant dit, qui pour leurs démerites ont esté exécutez, comme autrement deüement, nous sommes deüement informez. Nous deffendons, de par le Roy nostre sire, à telles manières de gens de l'estat devant dit, que aux jours ouvrables de la sepmaine ils ne se apliquent ausdits jeux, ne soient oyseux, mais voisent faire leurs besongnes et gaigner leurs vies honnestement, sur peine de estre mis en prison au Chastellet de Paris,

et d'amende volunctaire, dont les accuseurs auront
le quart.

» *Item*, nous deffendons, de par le dict seigneur,
à tous tauerniers et autres ayans maisons, où il ait
jeu de paume, de cartes, de billes, de dez et de boules
et autres, que auxdits jours ouvrables de la sepmaine,
ils ne seuffrent ou laissent jouer en leurs hostels, gens
de l'estat devant dit, et sur peyne d'amende voluntaire,
à appliquer au Roy nostredit seigneur, pour toutes et
chacunes les fois qu'ils encherront, dont les sergens
accusateurs auront le quart. — Escript soubz notre
signet, le vingt-deuxiesme jour de janvier 1397. Ainsi
signé : Fresnes. »

En 1536, François Ier rendit contre les ivrognes
une sévère ordonnance; en voici la teneur : « Et pour
obvier aux oisivetez, blasphemes, homicides et autres
inconvenients et dommages qui arrivent d'ebriété, est
ordonné : que quiconque sera trouvé yvre, soit inconti-
nent constitué et détenu prisonnier au pain et à l'eau
pour la première fois ; et si secondement il est reprins,
sera, outre ce que devant, battu de verges ou du fouet
pour la prison ; et la tierce fois sera fustigé publiquement, et s'il est incorrigible, sera puni d'amputation
d'aureille, d'infamie et bannissement de sa personne;
et si est par exprez commandé aux juges, chacun en
son territoire et distroict, d'y regarder diligemment, et
s'il advient que par ebriété ou chaleur de vin les dits
yvrognes commettent aucuns mauvais cas, ne leur sera

pour ceste occasion pardonné, mais seront punis de la peine deue audit délit et davantage pour ladite ebriété, à l'arbitrage du juge. »

Le but que l'on se proposait d'atteindre par cette ordonnance, dénote combien les calamités que faisait naître l'ivresse étaient nombreuses; et pour que le mal fût radicalement guéri, elle va jusqu'à reproduire la loi de Pittacus, car la peine du délit est appliquée, et le juge reste en outre investi d'un pouvoir discrétionnaire pour punir le fait d'ébriété. Ici, le motif déterminant de la mesure est louable assurément; mais la peine appliquée, malgré l'ivresse, est une disposition injuste, sur laquelle nous devrons bientôt revenir.

Sur cette matière, l'attention des fonctionnaires chargés de veiller au maintien de la sécurité publique, a toujours été vigilante, et, à toute époque, on retrouve la preuve de cette légitime préoccupation. Ainsi, une ordonnance du prévôt de Paris, du 6 avril 1574, porte défense aux cabaretiers de recevoir personne chez eux, les trois derniers jours de la semaine sainte, et les dimanches et fêtes pendant le service divin, à peine de prison et de punition corporelle.

Un édit de 1577, rendu par Henri III, atteint encore les cabaretiers; il est ainsi conçu : « Défendons très-expressément ausdits hosteliers, cabaretiers et tauerniers, de tenir ou permettre en leurs maisons, brélans de jeux de dez, cartes et autres débauchements pour la jeunesse, ny enfans mineurs et autres gens débauchez, mesmes leur faire pour cet effet nul crédit, sur peine de perdition de leur dette, et sans qu'il leur soit permis ni loisible d'en faire aucune poursuite contre eux.

› Défendons à tous nos justiciers et officiers d'avoir aucuns esgard aux promesses, cedules ou obligations qui pourraient pour telle occasion à l'advenir estre faites; dès à présent les avons déclarées nulles et de nulle valeur. ›

Le code de Henri III contient, en outre, une disposition prohibitive pour les cabaretiers, ‹ de recevoir, aux heures du service divin, toute personne de quelque qualité qu'elle soit, puis à tous manans et habitans des villes de boire et manger dans les cabarets, et aux cabaretiers ou tauerniers de les y recevoir, sous peine d'amende arbitraire la première fois, et de prison pour la seconde. ›

Un arrêt du parlement de Paris, du 30 avril 1579, renouvelle et sanctionne cette défense; en voici le texte : ‹ En conséquence des ordonnances, a ordonné et ordonne que deffenses seront faites et reiterées, et les fait icelle Cour à toutes personnes, de quelque estat, qualité et condition qu'elles soient, de hanter et fréquenter, aller ne venir ez hostelleries, tauernes et cabarets des lieux où ils sont domiciliez. Et aux tauerniers et cabaretiers, de recevoir en leurs tauernes et cabarets les domiciliez, ains passans et étrangers seulement, sur les peines portées par les édits et ordonnances. ›

Louis XIII lui-même se préoccupa de réglementer la situation des cabaretiers; son code porte, sous ce titre : « *De n'acquerir par les tauerniers pour despense de bouche,* » la disposition suivante : « Défendons aussi ausdits tauerniers et cabaretiers de faire aucunes acquisitions pour dettes et tailles de despenses de bouche faites en leurs tauernes, cabarets, pour pain, vin et autres denrées par eux fournies, sous peine de nullité des contrats. Et à tous notaires de passer tels contracts, sous peine d'amende arbitraire. »

Les Capitulaires de Charlemagne renferment, sous la rubrique : *Ut malum ebrietatis omnino vitetur,* cette appréciation sur l'ivresse et ses suites « Magnum malum ebrietatis, unde omnia vitia pullulant, modis omnibus cavere præcipimus. Qui autem hoc vitare noluerit, excommunicandum esse decrevimus usque ad emendationem congruam (1). » Tous sont ensuite exhortés à éviter ce vice : « de ebrietate, ut primum omnium seniores semetipsas exinde vetent, et eorum junioribus exemplum bonæ sobrietatis ostendant (2). » Les Capitulaires contiennent enfin ce dernier passage relatif à la question : « Ut nullus ebrius suam causam in mallo possit conquirere, nec testimonium dicere. Nec placitum comes habeat nisi jejunus (3). »

---

(1) Cap. add. tertia, ɪ.º 36.
(2) Cap. prim. anni DCCCX, nᵒ vɪ.
(3) Cap. imp. IV.

Ce même prince rendit cinq ordonnances, dans les années 802, 803, 810, 812 et 813, qui déclaraient les ivrognes d'habitude indignes d'être ouïs en justice dans leur propre cause et de rendre aucun témoignage pour le prochain. Défense était faite, en outre, de s'enivrer, à peine d'être condamné à ne boire que de l'eau, et d'être séparé de toute société pendant un certain temps; défense enfin de s'abandonner à l'ivrognerie, à peine de punition corporelle. Il était déclaré que, comme la courte folie dans laquelle elle fait tomber est purement volontaire, elle ne peut servir d'excuse aux crimes qu'elle fait commettre, et que les coupables en devaient être punis suivant toute la sévérité des lois.

Les perturbations de toute nature amenées par les excès alcooliques conduisirent les ordonnances à poursuivre le but de réduire le cabaretier au rôle d'hôtelier, ne recevant que le voyageur qui, loin de son domicile, est contraint d'avoir recours à cette industrie. Aussi le cabaretier ne pouvait-il vendre à l'habitant de sa localité, que lorsque la marchandise devait être emportée et consommée dans la famille de l'acheteur; on comprenait alors l'utilité, puisque la famille profitait des denrées ou que tout au moins les abus étaient moins nombreux et plus aisément combattus.

Pour conjurer les dangers naissant des habitudes de cabaret, l'ordonnance d'Orléans, dans son article 25, fait défense aux domiciliés et à ceux qui sont mariés et ont ménage, d'aller boire et manger ès tavernes ou cabarets, et aux taverniers et cabaretiers de les y recevoir, à peine d'amende pour la première fois et de prison pour la seconde. Cette disposition fort sage, qui, dans une certaine classe surtout, évitait bien des malheurs, n'a jamais été très-rigoureusement exécutée; on ne tenait guère, suivant une déclaration du roi du 16 décembre 1698, qu'à ce que les cabaretiers ne donnassent pas à boire le dimanche pendant les offices. Cependant, pour les rendre circonspects et les empêcher de recevoir les gens domiciliés dans le lieu de leur établissement, la jurisprudence leur interdisait toute action en justice pour demander paiement des dépenses faites dans leurs cabarets. C'était là une excellente disposition, qui ne frappait que de scandaleux abus et des dépenses inutiles ; car, suivant la coutume de Paris, article 128, la prohitition n'était pas générale et n'atteignait pas le règlement des festins que l'on donnait chez les buvetiers dans quelques circonstances exceptionnelles ; par exemple, quand il s'agit de noces, d'enterrements, etc. On considérait ici qu'il y avait repas de nécessité, que souvent les gens du peuple et des campagnes ne pouvaient donner chez eux. Pour ces dépenses, les cabaretiers avaient leur recours en paiement; en un mot, le motif de cette jurisprudence, qui présentait des avantages, était basé sur le désir très-louable de maintenir le bon ordre, la tranquillité du foyer domestique, tout en sauvegardant la morale publique.

Les anciens parlements ont toujours vu avec défaveur les dépenses de cabaret, et plusieurs de leurs décisions les déclaraient nulles : un arrêt du parlement de Dijon notamment, rendu le 12 janvier 1718, déclare très-formellement nulles toutes obligations passées pour dépenses faites dans les cabarets, et fait défense aux juges d'y avoir égard. L'exécution et la publication de cet arrêt, tous les six mois, à l'issue de la messe de paroisse, sont ordonnées par un autre arrêt du même parlement du 4 janvier 1723.

Suivant un édit du duc Léopold de Lorraine, du 28 mai 1723, enregistré le 10 juin suivant à la cour souveraine de Nancy, les juges devaient encore déclarer nulles toutes dettes contractées au profit des cabaretiers pour dépenses de bouche, quand même il y aurait une autre cause mêlée, telle que l'argent prêté, une vente de grain et autres denrées.

Suivant la Coutume de Bretagne, on pouvait se dédire, dans les vingt-quatre heures, des obligations contractées au cabaret (1). Cette disposition indique assez que tout ce qui se passe à la taverne manque de la base essentielle à une convention, à savoir un consentement sain.

Aujourd'hui, les cabaretiers, cafetiers et limonadiers jouissent, usent et, le plus ordinairement, abusent de la

---

(1) Duparc-Poullain. *Sur la Coutume de Bretagne.*

loi commune dont ils jouissent depuis qu'ils ne sont plus maintenus dans une catégorie spéciale. Combien ne voit-on pas, en effet, de gens du peuple trouvant un aliment à leur passion des spiritueux chez le cabaretier, qui, tant qu'il entrevoit quelque argent dans l'escarcelle de l'ouvrier, lui facilite l'abandon de sa maison, dans laquelle le pain manque souvent. Dans une autre classe, les abus sont d'une nature différente, et la spéculation se fait sur une plus large échelle : le fils de famille mineur trouve chez certains limonadiers un crédit illimité; ses goûts y sont soigneusement étudiés, satisfaits et favorisés, pour arriver à la réalisation d'un lucre tristement acquis. D'ordinaire, les choses se passent ainsi : la générosité et la confiance du limonadier s'élèvent au chiffre qu'il sait que la famille peut payer; s'il y a de la part de cette dernière une légitime résistance à acquitter une dette contractée à son insu, sans nécessité et toujours très-exagérée dans son quantum, le marchand de liquides, de rampant qu'il était pendant qu'il fabriquait un gros mémoire à payer par la famille dont il escompte les revenus, devient menaçant : il spéculait d'abord sur la santé de son consommateur; il spécule maintenant sur le scandale que l'on tient à éviter; et, chose triste à constater, malheureusement, le plus souvent il réussit : encouragé alors, il renouvelle chaque jour ces manœuvres. — Si, au contraire, il ne réussit pas, il ne se déclare pas vaincu : il conserve précieusement sa victime; il la plaint d'avoir des parents si durs; il met en avant sa confiance sans bornes dans sa loyauté; on allonge la note à payer : il faut conserver le débiteur jusqu'à sa majorité. Ce jour n'est pas plus vite arrivé, quand on attend cette époque, que des billets sont fabriqués : l'échéance venue, la poursuite est d'autant plus rigoureuse que l'attente a été longue; mais le tour est joué.

Les dettes de cette nature ne méritent aucune faveur et exigent de la part du magistrat une juste sévérité; une trop grande facilité à admettre de pareilles obligations, aurait pour conséquence directe de favoriser les moyens qui souvent contribuent à pervertir la jeunesse. Si donc aujourd'hui les cafetiers et aubergistes peuvent invoquer le droit commun, il est constant que ce genre de réclamation portera toujours avec lui sa tache originelle, et qu'il appartient aux juges du fait d'apprécier la dette, de la scruter, spécialement de vérifier si les fournitures dont le prix est demandé ont eu lieu pendant la minorité. En pareille matière, nous avons signalé les précautions prises par le créancier de se faire délivrer des reconnaissances postdatées, mais se référant, en réalité, à des dépenses faites en minorité; et encore, de semblables titres ne sont-ils obtenus que lorsque, au préalable, la raison a été obscurcie par l'abus de l'alcool. Enfin, et dans tous les cas, il importe de se demander si les fournitures ont profité au débiteur. Si l'on ne rencontre que des dépenses inutiles, folles et exagérées, n'est-il pas évident que le marchand qui a poussé, dans un intérêt de cupidité, un consommateur, dont il trouble d'abord l'intelligence, chez lequel il fait naître des goûts désastreux, contraires à la morale, au repos des familles, ne peut que bien timidement exciper de semblables obligations ?

Nous pensons encore que le juge est ici investi d'un pouvoir discrétionnaire pour repousser la demande, si elle excède les justes bornes que la morale impose à tout commerçant honnête; car il s'agit d'un abus au détriment de la santé publique, qui se traduit pour lui par l'encaissement d'espèces sonnantes. Toujours donc le magistrat conservera la plus grande latitude pour réduire ces mémoires scandaleux d'exagération, qui ne sont que trop souvent servis aux Tribunaux; toute demande d'apurement, de la part du débitant, serait oiseuse. Est-ce que le simple bon sens n'indique pas la limite d'une consommation possible, d'une dépense raisonnable? Certainement si. Remarquons, du reste, que la décision des juges du fond, statuant que telle convention est contraire, soit aux bonnes mœurs, soit à l'ordre publique, est une solution en point de fait, qui ne peut donner ouverture à cassation (1).

---

(1) Sic, Cass. 11 niv. an IX; Sirey, 1-1-386. — 18 juin 1828; S., 28-1-244.

Avant d'entrer dans la discussion médico-légale que comporte la question de l'ivresse, nous devons constater comment cet état spécial était apprécié par les lois antérieures au Code de 1810, et comment aujourd'hui encore on en apprécie les suites en matière civile.

Antérieurement à la loi nouvelle et sous l'empire de celle du 27 germinal an IV, article 1er, la peine devait être commuée, quand le jury déclarait qu'il y avait des circonstances atténuantes. Sous l'empire de cette loi, l'ivresse a été formellement admise comme circonstance atténuante; il a été jugé, en effet, que l'ivresse était une circonstance atténuante, qui devait faire modérer la peine, et que, en conséquence, lorsque cette circonstance était alléguée par l'accusé, elle devait faire l'objet d'une question au jury, qui pouvait seul la constater. Dans l'espèce résolue par le tribunal criminel de Maine-et-Loire, rapportée par M. Dalloz (1),

---

(1) (Jean Métay. C. min. pub). Jean Métay était accusé de provocation à la dissolution du gouvernement, quoiqu'il résultât des pièces de la procédure, de l'acte d'accusation, des débats et défense du prévenu, qu'il était un peu pris de vin et avait en partie perdu ses facultés intellectuelles, lorsqu'il avait commis le délit qui lui était imputé. Le tribunal criminel de Maine-et-Loire n'avait pas posé la question de savoir s'il y avait, dans le délit, des circonstances atténuantes. — La position de cette question était cependant d'autant plus nécessaire que, si elle eût été répondue affirmativement par les jurés, la peine de mort, à laquelle ledit Métay avait été condamné, d'après l'article 1er de la loi du 27 germinal an IV,

il y a ceci de très-remarquable, qu'il est constaté en
fait « que, si l'accusé, au moment de l'action, n'était

---

eût été commuée en celle de la déportation, aux termes du même
article. — Pourvoi pour contravention aux art. 373, 374 et 380 du
Code des délits et des peines, et à l'art. 1er de la loi du 27 germinal
an IV. — JUGEMENT. — Vu les articles 373, 374 et 380; — vu aussi
l'article 1er de la loi du 27 germinal an IV, lequel, après avoir
prononcé la peine de mort contre les provocateurs de la dissolution
de la représentation nationale, du directoire exécutif, du gouvernement, etc., porte : « La peine de mort sera commuée en celle de
la déportation, si le jury déclare qu'il y a dans le délit des circonstances atténuantes; » et, attendu qu'il résulte des pièces de la
procédure, et notamment de l'acte d'accusation, des débats et de la
défense de l'accusé, que, lorsqu'il a commis le délit dont il s'agit,
s'il n'était pas dans un état d'ivresse absolu et s'il n'avait pas
totalement perdu ses facultés intellectuelles, il était du moins dans
un état d'ivresse quelconque, et avait perdu une partie de ses
facultés intellectuelles; que même l'accusé avait toujours soutenu
qu'il était ivre, et ne pouvait se rappeler ce qu'il avait pu dire dans
le vin; que cette circonstance le rendait certainement bien moins
coupable qu'un homme qui n'aurait absolument point été pris de
vin, et devenait conséquemment une circonstance atténuante qui
aurait dû être proposée aux jurés, et sur laquelle ceux-ci s'étant
expliqués affirmativement, la peine de mort n'aurait pu alors être
prononcée, mais seulement celle de la déportation, d'après la loi
du 27 germinal an IV. D'où il suit que les juges du tribunal criminel
du département de Maine-et-Loire, n'ayant pas proposé aux jurés
la question de savoir si, dans le délit, il y avait eu des circonstances
atténuantes, ont contrevenu aux dispositions des articles 373 et
374 du Code des délits et des peines, ainsi que de l'article 1er de
la loi du 27 germinal an IV; par ces considérations, casse. —
Dalloz, Répert., t. XXXV, v° Peine, n° 412.

pas dans un état d'ivresse absolu, et s'il n'avait pas totalement perdu ses facultés intellectuelles, il était du moins dans un état d'ivresse quelconque, et avait perdu en partie ses facultés intellectuelles. » — Cela étant, que faudra-t-il donc juger, quand, au lieu d'une ivresse légère, qui n'enlève pas totalement le libre arbitre, mais qui néanmoins s'élève à la hauteur d'une circonstance atténuante, on se trouvera en face de l'ivresse complète, qui aura tué la raison? . . . . .

Sous l'empire de cette même loi, il a encore été jugé qu'en matière d'injures, l'état d'ivresse pouvait en diminuer la gravité (1).

En matière civile, si nous constatons que, de tout temps, on a considéré les contrats passés durant l'ivresse comme entachés d'un vice radical, parce que le consentement, premier élément d'une obligation, n'aura pu exister, il faudra avouer aussi que toute difficulté doit disparaître au point de vue criminel; car le motif qui éclipse l'obligation, parce qu'elle n'a pu être *consentie*, doit, la position étant identique, faire disparaître le délit ou le crime, parce que l'acte coupable s'est produit sans consentement.

Ces raisons amenèrent nos anciennes ordonnances à défendre à tous justiciers d'avoir égard aux contrats passés au cabaret : on les considérait comme radica-

---

(1) Dalloz, *Répert.*, t. XXXV, v° Peine, n° 412.

lement nuls, supposant que le consentement intervenu le verre à la main n'avait pas été libre ni réfléchi; qu'il n'avait été donné que machinalement, sous l'impression des fumées du vin, qui ne laissent plus l'homme à lui-même. « L'ivresse, dit la Coutume de Bretagne, rendant les personnes incapables de connaissance et de consentement, les contrats intervenus en cet état ne doivent pas être valables (1). »

La Coutume de Beauvoisis dénie à une semblable convention toute force légale; seulement, elle apprécie l'état de trouble du cerveau par les suites du contrat lui-même; en effet, elle distingue le cas où le contrat passé en état d'ivresse est par trop désavantageux : alors il n'est pas obligatoire; mais s'il n'y a pas préjudice trop considérable, on estime que l'ivresse n'était pas complète, et la convention est valable : « Car, dit la Coutume, se l'en i trouve aperte tricherie, ou trop grant déchevanche, ché ne fet pas a tenir. Mes se on i trouve cause resnable, sans moult grande deche-vanche si sont à tenir, pour che que chil qui marcheandent ne se puissent pas légerement excuser par yvresse, quant ils ont fait marchié ou convenanche, de quoi ils se repentent; et bien sachent tout que nul vilain cas de crieme n'est escuzé par yvresse. »

L'appréciation indiquée comme règle à suivre dans

____

(1) Duparc-Poullain, t. II, p. 188; Rennes, Vatar, MDCCXLVI.

cette coutume a souvent dû égarer. Ce qu'il importe seulement de constater, c'est l'idée qui a dicté cette marche, à savoir, que l'homme engourdi par le vin ne peut avoir de volonté, rien faire de bien ni d'étudié; dès lors, le lien de droit ne s'est pas formé, quand il résultera de l'acte que les clauses stipulées sont exclusives d'une volonté rationnelle.

Si l'on veut chercher des éléments de conviction dans les écrits des jurisconsultes, pour avoir une idée exacte des modifications que l'ivresse apporte dans les contrats, on a bientôt acquis la conviction qu'elle vicie la convention, qu'elle l'anéantit, puisque, le discernement essentiel faisant défaut, il n'y a ni *consensus* ni *vinculum juris.*

Examinant la capacité juridique des personnes, un de nos meilleurs auteurs, Pothier, soutient : « Que, l'essence de la convention résidant dans le consentement, il s'ensuit qu'il faut être capable de consentir, et par conséquent avoir l'usage de sa raison pour être habile à contracter. Il est évident que l'ivresse, lorsqu'elle va jusqu'au point de faire perdre la raison, rend la personne qui est en cet état, pendant qu'il dure, incapable de contracter, parce qu'elle le rend incapable de consentement (1). »

« Les personnes que l'excès de la boisson, ou un

---

(1) Pothier, Oblig., n° 49.

délire, ou un accès de délire, ont privées momentanément de l'usage de la raison, sont naturellement incapables de contracter pendant que dure l'ivresse ou le délire » Et, dans sa haute raison, Toullier range sur la même ligne, comme incapacité, l'ivresse et le délire (1). Rien de mieux fondé ; car, ainsi que l'observe Sénèque, l'ivresse produit une démence véritable, démence volontaire sans doute, mais la raison n'en est pas moins éclipsée.

La doctrine de d'Argentré est analogue : « Ex regulis vulgaris jurisprudentiæ probant talium contractus non valere, quia ebrii mentis compotes non sint (2). »

Bien que le Code, dit M. Duranton, ne parle pas de l'ivresse, il n'est cependant pas douteux qu'un contrat fait dans un état d'ivresse porté au point de faire perdre entièrement la raison, ne fût nul ; car, en cet état, la personne est incapable de juger les conséquences de l'acte qu'elle souscrit : il n'y a réellement pas de consentement, en tant que le consentement est la manifestation de ce que notre raison conçoit et approuve (3).

Le regrettable Marcadé maintient que la capacité de consentir est forcément essentielle à l'existence même

---

(1) Toullier, t. VI, n° 112.
(2) D'Argentré, p. 1094, n° 3.
(3) Dur., t. X, n° 103.

du contrat, son absence produisant nécessairement absence de consentement, et dès lors absence de convention; ainsi, qu'un homme ivre au point de n'avoir plus sa raison, un malade en délire, signe un acte de vente, il est clair qu'il n'y a rien de fait, et que le prétendu contrat se trouve radicalement et éternellement nul (1).

L'auteur de la *Théorie des Nullités* n'hésite pas à comparer l'ivresse à la démence : « L'ivresse, dit-il, étant une véritable démence qui nous prive de nos facultés, entraîne la nullité de tous les contrats et actes que fait, pendant qu'elle dure, celui qui en est atteint. Soutenir que celui qui s'est obligé en cet état est valablement obligé, a su ce qu'il faisait, c'est blesser les lois de la justice, c'est faire violence à la raison (2). » Ce n'est pas sans surprise que l'on voit M. Solon, après avoir admis un principe aussi absolu, et déclaré que rendre l'homme ivre responsable de ses actions serait *faire violence à la raison*, venir ensuite créer une distinction entre le droit civil et le droit criminel. Notre auteur, pour ce dernier cas, se rallie à tort, suivant nous, aux idées d'un philosophe du xviie siècle. Nous reviendrons bientôt sur le mérite de ces distinctions.

---

(1) Marcadé, sur l'art. 1108, n° 3.
(2) Solon, *Théor. des Nullités*, t. Ier, n° 39.

Enfin, M. Dalloz a trop sagement apprécié les suites de l'ivresse en matière civile, pour que son opinion ne soit pas partagée; il fait cette distinction : « Si l'ivresse, dit-il, est de nature à faire perdre complétement la raison, la convention est nulle par défaut de consentement; mais si elle n'a pas ce caractère, et si elle n'est pas de nature à faire perdre complétement la raison, il ne saurait en être ainsi (1). Dans tous les cas, ajoute ce jurisconsulte, l'ivresse est une cause de nullité des conventions, lorsqu'au fait constaté de l'état d'ivresse se joignent des manœuvres frauduleuses de l'autre partie, qui ont contribué à mettre son co-contractant dans cet état (2). » — Il fallait se montrer plus sévère quand le dol ou les manœuvres frauduleuses sont employées à l'égard de l'homme ivre, ce déplorable état ne lui permettant pas d'éviter le piége que lui tend la mauvaise foi, contre laquelle on ne saurait se montrer trop sévère; car celui qui choisira de pareils moyens n'agira qu'au moment qu'il croira favorable, alors que le vin versé par lui aura produit ses funestes effets.

La nullité d'une obligation intervenue pendant l'ivresse n'est pas seulement proclamée par la doctrine :

---

(1) Dalloz, *Répert.*, vᵒ Oblig., nᵒ 349.

(2) Dalloz, *Répert.*, vᵒ Oblig., nᵒ 349. *sic.* C. de **Rennes**, 10 août 1812. C. de **Rouen**, 1ᵉʳ mars 1825.

la jurisprudence confirme ces opinions. Ainsi, il a été jugé qu'une acquisition faite en état d'ivresse est nulle et de nul effet, et l'arrêt offre ceci de remarquable, qu'il caractérise l'ivresse d'espèce de délire, avec lequel le consentement ne peut exister (1). Un autre arrêt, rendu par la Cour de Caen, déclare que l'ivresse opère incapacité actuelle de tester (2). — Il découle des principes posés dans cet arrêt, que l'ivresse produit une insanité d'esprit momentanée, et que la loi civile, art. 901 Cod. Nap., exigeant que le testateur soit sain d'esprit, l'ivresse advenant fait disparaître ce libre arbitre, condition essentielle d'un acte qui est l'expression de la volonté de son auteur. Furgole confirme ce sentiment : « Celui, dit-il, qui est dans un état d'ivresse, n'ayant pas l'usage libre de sa raison, ne peut tester, parce qu'il est incapable de régler sa volonté ; et c'est de la volonté, qui a son principe dans l'état du testateur, que dépend la validité du testament. » Et Voët, examinant le titre des Pandectes *Qui testamenta facere possunt*, émet une opinion en tous points analogue. — L'arrêt de Caen va plus loin, et ajoute : « Que si, comme on n'en peut douter, les monuments de la jurisprudence ont frappé de nullité

---

(1) C. d'Angers ; Sirey, 24-2-140.

(2) Sirey, 24-2 265, et C. d'Angers du 30 mars 1843. Dalloz, vo Oblig., no 348.

les actes et les obligations de la vie civile lorsque celui qui contractait était dans l'ivresse, à bien plus forte raison on doit reconnaître que l'ivresse d'un testateur devient un vice radical. » L'idée qui ressort de ce considérant est trop grave pour ne pas la recueillir; oui, plus un acte est grave dans ses suites, plus aussi il importe de bien apprécier si l'agent qui y a concouru était à lui-même, s'il avait enfin sa raison. Bientôt nous aurons à tirer les conséquences rigoureuses de ces principes.

Dès ici, cependant, il faut reconnaître que, si la loi civile prononce l'invalidité des conventions souscrites durant l'ivresse, pour défaut de consentement et de discernement, il est rationnel de décider que ce qui est nul quand l'intérêt matériel est seul en jeu, est également nul lorsqu'il s'agira d'un acte coupable, qui exige comme le premier un consentement réfléchi, pour amener une culpabilité légale; et qu'en fin de compte, de l'appréciation de l'action dépendra l'honneur et la liberté d'un citoyen. Nos lois criminelles n'atteignant que l'intention, il serait dérisoire de venir reconnaître une nullité pour défaut de consentement en matière civile, pour arriver, s'inspirant du fait matériel seul quand il y a crime, à soutenir qu'il y a culpabilité quand même, alors que, comme dans le premier cas, le cerveau est agité par le délire, qu'il n'y a plus perception des notions du bien et du mal; les deux situations étant égales, la solution, dans les deux cas, doit être la même. Nous espérons démontrer cette vérité après avoir étudié, au point de vue médical, l'ivresse et la perturbation complète dont elle enveloppe l'intelligence.

—

CHAPITRE TROISIÈME

L'ivresse amène-t-elle nécessairement perte de la
raison? éclipse-t-elle complétement l'entendement?

Voilà la grande et grave question ; et, comme elle tranche la délicate difficulté qui nous occupe, elle mérite une étude approfondie.

Si quelquefois l'homme qui a bu outre mesure demeure simplement surexcité par le vin, sans perdre pour cela l'usage complet de la raison, il est constant cependant que l'usage immodéré des boissons produit cet autre état, que nous désignerons désormais sous le nom d'ivresse *complète,* qui étouffe tout sentiment, enlève tout discernement et produit l'anéantissement de l'homme, qui, de ce moment, cesse de compter parmi les êtres intelligents. Si l'ivresse complète, comme nous le maintenons, engendre une telle désorganisation, il importe de s'en former une idée exacte, pour en déduire des conséquences légales, sérieuses, non contestables.

Pour arriver à notre but, nous interrogerons la science médicale, et quand des hommes spéciaux et pratiques nous auront éclairé, nous pourrons hardiment maintenir une vérité fortifiée par la science, attestée en second lieu par l'expérience.

Quelle que soit l'époque à laquelle on se reporte quand on étudie l'ivresse, on retrouve toujours cette remarquable unanimité, chez le philosophe, chez le moraliste et chez l'historien, qu'elle est considérée comme inséparable de la folie. L'ivresse, dit Plutarque, loge avec elle la folie et la fureur. Sénèque n'est pas moins affirmatif, en déclarant que l'état d'un homme ivre n'a plus rien qui le distingue de la folie, et que cette folie, pour avoir moins de durée, n'en est pas moins réelle (1).

Les moralistes comme les médecins grecs considéraient l'ivresse comme privant des facultés intellectuelles; aussi, Arétée ne parle de l'usage du vin qu'au cas de nécessité, et encore ne veut-il pas que le vin soit pris autrement que pendant le repas, de peur que ses effets n'oblitèrent l'esprit. « At si necessitas urgeat, vino non solo, sed cum cibo utendum est, verum *ne mentem vinum lædat*, cibus ante sumendus est : et post hæc abstinendum (2). » Oribase ne cite le vin que comme un remède à administrer aux malades; il indique alors tous les vins préparés à cet effet. Les principaux sont les suivants : Vin aux roses, vin frais aux roses, vin aux violettes, vin aux camomilles, vin poivré contre les calculs à la vessie, vin à l'anis, vin aux fleurs de jonc odorant, vin au styrax, vin à l'absinthe (3). En lisant cette nomenclature, on croirait que le vin est une véritable médecine, dont le goût ne se peut supporter que masqué par l'art d'une préparation étrangère; s'il en avait toujours été ainsi, nous n'aurions pas à gémir sur tant de calamités.

---

(1) Sénèque, épit. 83.

(2) *Artis. medicæ princ.* Hipp. Aretœus, de Haller, t. V, lib. II, p. 193. Lausanne, MDCCLXXII.

(3) Oribase, p. 430. Paris, imp. roy., MDCCLI.

Dans une monographie remarquable sur l'ivresse, M. le docteur Leveillé la classe, sans hésitation, dans les divers genres de folie, et en fait une maladie bien réelle, en raison des désordres qui la suivent; il dit : « La folie des ivrognes est un désordre mental survenu tout-à-coup, pendant ou immédiatement après une orgie, même accidentellement chez les personnes qui ne sont pas dans un état actuel de débauche ; je pense que cette névrose consiste dans un état morbide et spécial du cerveau. » Suivant ce médecin, pas de doute : l'ivresse arrivée, sa conséquence est un désordre mental, une folie spéciale. S'il y a *désordre mental,* il y a désorganisation de l'entendement, état morbide du cerveau, momentanément paralysé ou bouleversé par un état d'atonie ou de surexcitation.

Peut-on bien alors soutenir que les actes commis en ce moment soient imputables à leur auteur? Comment serait-il responsable, quand, pour punir justement, il faut trouver une volonté criminelle, et que celui que l'on veut frapper n'avait pas de volonté au temps de l'action? — M. Leveillé continue ainsi la description des effets de l'ivresse : « Le plus souvent, le délire éclate tout-à-coup pendant ou après une orgie. Il est doux ou furieux, continu ou rémittent. Un babil intarissable, des vociférations, des cris affreux, décèlent la condition basse ou relevée des malades. S'ils sont en liberté, ils courent en tous sens; la surveillance les importune, les irrite, les met en fureur; ils cassent et brisent tout ce qu'ils touchent; leur pétulance ne connaît plus de frein; ils se répandent en invectives, et ne sont que plus emportés quand on leur parle d'un ton sévère. Contenus, leur impétuosité augmente; ils ne crient et ne vocifèrent que plus fort, se soulèvent brusquement d'une manière convulsive et tétanique. On observe chez quelques-uns des secousses plus ou moins violentes, qui ne se bornent pas toujours aux bras et aux poignets, mais qui sont communes aux membres inférieurs. Au milieu de cette extrême agitation, le visage, de couleur naturelle, ou rouge et gonflé, n'est pas altéré; les paupières tuméfiées, humides et chassieuses, les conjonctives injectées, les yeux hagards, brillants, saillants, fixes ou roulant dans les orbites, des mouvements convulsifs dans les mâchoires, donnent une expression singulière à la physionomie, qui n'a pourtant rien de terrible, qui devient sereine et composée dès que l'exaltation cérébrale se suspend. »

Ce tableau des suites de l'ivresse renferme un triste enseignement, dont il s'agit de faire une sage application. Constatons tout d'abord ce point, sur lequel tous les jurisconsultes sont unanimes : quand on se trouvera en face d'un sujet dans un état habituel, non contesté, d'aliénation mentale amené par les excès des liqueurs alcooliques, qui aura commis un crime, personne ne dira : Cet homme est coupable. Pourquoi? Parce que l'on soigne un malade, on ne le châtie pas. Comment alors en serait-il autrement dans le cas où l'homme sera *également* privé de sa raison, dominé par le délire?

Argumenterait-on, par hasard, de ce qu'il n'y a dans le second cas qu'affection passagère? Ce serait l'unique motif, et il ne se soutient pas; car celui qui aura épuisé tous les degrés de l'alcoolisme, trouverait dans l'excès même du vice, un motif péremptoire d'absolution, alors que celui qu'une faute isolée ou une surprise aura momentanément plongé dans l'ivresse complète, qui n'a pas plus son discernement que le premier, sera traité plus rigoureusement que celui qui aura usé son intelligence de taverne en taverne!

Nous maintenons que le magistrat chargé de la sérieuse mission de découvrir la vérité n'a qu'une vérification à opérer : au moment où l'acte incriminé a été accompli, l'agent avait-il sa raison? Si la raison jaillissait de son cerveau et éclairait son cœur, punissez; si l'on ne rencontre qu'une négative, tout châtiment devient une iniquité.

Cette opinion des suites inévitables de l'ivresse n'est pas isolée : d'autres autorités médicales confirment le cataclysme de l'intelligence dans ce désastreux état; le docteur Friedlander parle en ces termes : « Enfin, lorsque la mémoire se perd, la liaison des idées s'efface, et le délire commence. Les sensations, les déterminations, deviennent alors indépendantes de la volonté, le jugement s'égare et la raison s'évanouit. Les passions, les sentiments désordonnés, succèdent et se manifestent, non-seulement d'après leur prédominance naturelle, mais aussi d'après le développement qu'ils ont pris dans la société, et la manière dont on a appris à les gouverner. L'homme brut se montre tel qu'il est, et l'homme civilisé, tant qu'il le peut, tel qu'il a été formé par l'éducation. Les ivrognes, ajoute ce médecin, qui ne meurent pas de maladie, trouvent leur fin dans les maisons d'aliénés (1). »

A l'avis des hommes spéciaux, quand on étudie l'ivresse, il faut joindre l'expérience et la vérité historique. On ne peut nier alors que, sous son influence, la conscience des actions disparaît, et que les victimes de ce déplorable vice sont souvent ceux que, dans son bon sens, on aimait le plus.

Nous en trouvons une preuve frappante dans l'histoire : — Alexandre est à Persépolis; il donne un festin à ses amis, et l'on y boit avec excès. La courtisane Thaïs préside à ce repas, qui dégénère en orgie; elle dit : « Qu'elle aurait une joie infinie si, pour finir noblement cette fête, elle pouvait brûler le magnifique palais de Xerxès, qui avait brûlé Athènes, et, le flambleau à la main, y mettre elle-même le feu en présence du roi, afin qu'on dît que les femmes qui avaient suivi Alexandre à son expédition d'Asie, avaient bien mieux vengé la Grèce

---

(1) *Dict des Scienc. méd.*, v⁰ Ivresse. Paris, Panckouke, 1818.

8

de tous les maux que les Perses lui avaient faits, que tous les généraux qui avaient combattu pour elle et par terre et par mer. Les convives applaudissent à ce discours. Le roi se lève de table, une couronne de fleurs sur la tête, et s'avance, le flambeau à la main; tous les autres le suivent en dansant avec des flambeaux allumés, et mettent le feu de tous les côtés. » — Ne retrouvons-nous pas encore ce même Alexandre, au milieu d'un festin où il boit avec excès, s'emportant contre Clytus, son ami, qui lui avait sauvé la vie en abattant, à la bataille du Granique, la main du barbare qui allait le frapper? ne le voyons-nous pas se jeter sur sa javeline, qu'il plonge dans le sein du vieil officier? (1) » — Ces deux traits indiquent assez les suites du vin : IVRESSE, *incendie et meurtre!*

Les auteurs anciens émettent sur l'ivresse un avis analogue à l'opinion que nous en avons aujourd'hui; ce qu'ils en disent ne prouve que trop que ce déplorable vice a promptement fait dégénérer les plus nobles natures. Sénèque, parlant d'Alexandre, s'exprime ainsi : « Cet Alexandre qui résista à tant de marches, à tant de combats, à tant d'hivers, durant lesquels, surmontant les rigueurs des saisons et la difficulté des lieux, il traversa tant de mers, dut sa mort à son intempérance, à cette fatale coupe d'Hercule. La belle

---

(1) Rollin, *Hist. anc.*, t VI , p. 435 et 518.

gloire, en effet, de contenir beaucoup de vin! Quand vous aurez gagné la palme, et que vos compagnons de table, ceux-ci plongés dans le sommeil, ceux-là *vomitantes,* auront refusé vos défis, lorsque seul vous serez resté debout, lorsque vous l'aurez emporté sur tous les autres par le mérite sublime de tenir le plus de vin, un tonneau, à son tour, l'emportera sur vous! »

Le même auteur, s'attaquant aux habitudes d'ivrognerie de Marc-Antoine, s'écrie : « Savez-vous ce qui perdit Marc-Antoine, grand homme certes et distingué par son esprit? Savez-vous ce qui le porta à adopter les coutumes étrangères, et avec elles des vices indignes des Romains? Ce fut l'ivrognerie, et sa passion non moins forte pour Cléopâtre. C'est l'ivrognerie qui le rendit ennemi de la République; par elle, il succomba à ses ennemis; par elle, il devint cet homme cruel qui se faisait apporter, à souper, les têtes des principaux citoyens de la République; qui prenait plaisir, au milieu des repas les plus somptueux et d'une magnificence toute royale, à reconnaître la figure et les mains de ceux qu'il avait proscrits, et qui, soûl de vin, avait encore soif de sang. — *Quum vino gravis, sitiret tamen sanguinem.* »

Faut-il justifier la réalité de l'égarement produit par l'ivresse, par un autre fait historique? Nous l'empruntons aux Mémoires secrets de Duclos : « Villebois, gentilhomme breton, partagé de peu de biens, se rencontre avec le czar Pierre-le-Grand, qui admire son intelligence et son intrépidité au milieu d'une tempête. Il lui propose de s'attacher à la Russie. L'offre acceptée, le czar l'employa dans sa marine, lui confia le commandement de quelques galères; il le chargeait souvent de commissions.

» Un jour, le czar l'envoya à Strelemoitz, maison de plaisance où était la czarine, pour lui communiquer une affaire dont elle seule devait avoir connaissance. Le commissionnaire aimait à boire : l'ivresse le rendait violent, et le froid était si vif que, pour y résister, il but en chemin beaucoup d'eau-de-vie. La czarine était au lit lorsqu'il arriva; il attendit devant un poêle qu'on l'eût annoncé. Le passage subit du froid au chaud développa les fumées de l'eau-de-vie; de sorte qu'il était à peu près ivre lorsqu'on l'introduisit. L'impératrice ayant fait retirer ses femmes, Villebois commençait à s'acquitter de sa commission; mais, à la vue d'une femme jeune et belle, dans un état plus que négligé, une nouvelle ivresse le saisit : ses idées se brouillèrent; il oublie le sujet de son message, le lieu, le rang de la personne, et se précipite sur elle. Étonnée, elle crie, appelle à son secours; mais, avant qu'il fût arrivé, tout ce qu'on eût voulu empêcher était fait. Villebois est saisi et jeté dans un cachot, où il s'endort aussi tranquillement que s'il eût bien fait sa commission, et n'eût eu rien à se reprocher ni à craindre. Le châtiment, en effet, ne répondit pas à la témérité. Le czar, qui n'était qu'à cinq lieues de là, fut bientôt instruit de ce qui venait de se passer. Il arrive, et, pour consoler sa femme, que les brusques efforts de Villebois avaient blessée au point qu'il fallut la panser, il lui dit que le coupable, qu'il connaissait de longue main, était certainement ivre. Il le fait venir et l'interroge sur la manière dont il a fait sa commission. Villebois, encore à demi-ivre, lui répond qu'il a sûrement exécuté ses ordres; mais qu'il ne sait plus où, quand et comment. Quoiqu'il fût difficile qu'il eût perdu toute idée de ce qu'il avait fait, le czar jugea à propos de l'en croire, parce qu'il s'en était plusieurs fois servi utilement, et pouvait encore l'employer. Mais, par une sorte de police et pour ne pas laisser absolument impunie une violence qui, exercée sur la femme du plus bas étage et sous le gouvernement le plus doux, mériterait le dernier supplice, le czar se contenta d'envoyer le coupable, forçat sur les galères qu'il commandait auparavant, et, six mois après, le rétablit dans le même poste.

» La czarine lui pardonna sans doute aussi; car, dans la suite, elle lui fit épouser la fille de Gluk, cet archiprêtre de Riga à qui elle avait eu obligation dans sa jeunesse. »

L'histoire de Villebois a lieu de surprendre; il est tout au moins bien étrange de voir ce favori outrageant odieusement une femme, sa souveraine, envoyé aux galères, d'où on le tire après six mois pour le rétablir dans son poste de *confiance;* enfin marié plus tard par les soins de celle-là même qui a été si cruellement offensée. L'étonnement doit être plus grand, quand on voit le czar Pierre, le plus cruel de tous les despotes, « faire décapiter son chambellan Moëns, parce qu'il croit s'être aperçu de familiarités trop vives entre Catherine et lui. Ce n'était pas assez pour assouvir sa vengeance : la tête du malheureux est placée sur une pique; quelques jours après l'exécution, le czar mena Catherine avec lui dans une calèche découverte, et affecta à plusieurs reprises de la faire passer auprès de la tête de Moëns, observant d'un regard cruel l'impression que cet objet faisait sur le visage de la czarine, qui tint toujours les yeux baissés. Ici, la jalousie du mari ne pouvait tomber que sur les sentiments de sa femme; le reste devait lui être indifférent, si l'on en juge par la conduite qu'il tint dans l'aventure de Villebois (1). »

Voilà pour les effets inévitables de l'ivresse attestés par quelques citations historiques qu'il serait aisé de multiplier; mais revenons à la question scientifique.

Post vinum immodice assumptum, delirium et coma, dit Trotter. — L'ivresse est donc constitutive d'une maladie qu'elle amène infailliblement; qu'elle produise la fureur ou que l'homme qui en est atteint soit abruti, tombe et roule jusqu'à l'égout, il y a toujours

---

(1) *Mém. secrets*, t. II, p 233 et suiv.

désorganisation momentanée du cerveau, incapacité de volonté, impossibilité de direction.

Si nous poursuivons notre examen médical, nous arrivons au tableau saisissant de vérité que M. le docteur Roesch fournit de l'ivresse et de l'homme adonné à ce vice destructeur : « De même que chez tout homme livré à la boisson, dit-il, la force, la sûreté et la vélocité des mouvements, la finesse et la précision des sens, l'énergie de la réaction contre les impressions du dehors et l'aptitude procréatrice vont toujours en baissant, de même aussi la diminution s'annonce au moral par le peu de feu et l'incertitude des actions, la difficulté et la lenteur des conceptions, même à l'égard des choses les plus simples, la diffusion des idées, la perte de la mémoire et du jugement, l'irrésolution, la lâcheté et la bassesse. Pusillanime et sans caractère, l'homme adonné à la boisson ressemble à l'eunuque ; car, outre qu'il manque de ce qui fait l'homme, il a perdu l'intelligence : il n'a plus de goût pour rien, si ce n'est pour la satisfaction momentanée du désir qui le domine, et, dès que ce désir est satisfait, il se sent heureux. »

Le docteur Roesch étudie ensuite la perturbation que l'ivresse cause dans tout l'organisme ; sa savante dissertation conduit les plus rebelles à confesser que l'homme, sous la domination de l'ivresse, ne possède plus d'intelligence : « L'homme livré à la boisson vit dans un cercle qui va toujours en se resserrant autour de lui; il est incapable de tout travail sérieux d'esprit, non-seulement parce qu'il a perdu la faculté de combiner des idées, mais encore parce que sa mémoire affaiblie ne fournit plus de matériaux à son intelligence. L'imagination est chez lui le dernier débris de l'activité de l'âme, et elle s'égare d'autant plus aisément, qu'elle est nourrie elle-même par les hallucinations auxquelles les sens sont si fréquemment sujets. L'individu adonné à la boisson se trouve constamment dans un état de demi-délire.

» Pour analyser cet état physiologique avec plus de précision, il faut adopter, avec Clarus, Friedrich et autres, le terme *ébriosité*, et, appelant ainsi l'état dans lequel, comme le dit fort bien Friedrich, l'homme est devenu la proie du vice de l'ivrognerie, nous pouvons, avec Clarus, distinguer les états suivants, eu égard à la vie morale :

Primo. — La dégénérescence ébrieuse des mœurs et du tempérament comprenant la *férocité ébrieuse* et la *morosité ébrieuse.*

Secundo. — L'*ivrognerie.*

Tertio. — Les *hallucinations ébrieuses* des sens ou la folie des sens.

Quarto. — La *folie ébrieuse.*

Cette division fournie par la science suffit déjà pour convaincre combien sont insensibles les nuances qui

marquent le passage de la demi-folie à la folie confirmée. Il nous semble indispensable de donner la définition de ces divers états anormals, pour permettre
d'appliquer la théorie à la pratique, et de savoir si,
oui ou non, l'ivresse engendre l'aliénation.

Primo.— « La *férocité ébrieuse*, en particulier, se rencontre surtout chez les hommes robustes et dépourvus
d'éducation, par conséquent dans la basse classe du
peuple. Elle se manifeste par une conduite brutale à
tous égards, par de grossiers emportements, par l'in-
différence au bien-être et au repos d'autrui, notamment
de sa propre famille, par le mépris des principes
d'équité et de justice, par la jactance et par une
humeur querelleuse dans les accès de laquelle l'homme
abruti, quand on le contrarie, frappe sans nulle rete-
nue et emploie la violence pour maintenir ce qu'il
prétend être son droit.

» La *morosité ébrieuse* s'observe chez les sujets plus
faibles et chez ceux qui ont quelques prétentions à la
culture de l'esprit. Elle a pour caractère un méconten-
tement continuel de soi-même et des autres, spécialement de ses proches; d'interminables querelles et des
vociférations dans l'intérieur du ménage; la fainéantise,
la tendance à consacrer aux jouissances des sens le
temps dont l'oisiveté fait un lourd fardeau. De là, le
goût de babiller avec les passants et les amis; les
velléités de volupté, malgré l'impuissance partielle ou

totale; plus tard, la taciturnité et la propension à tromper; puis enfin, le désespoir et le suicide.

» Comme la *morosité ébrieuse* conduit à la mélancolie, ainsi la *férocité ébrieuse* dégénère souvent en démence ou en manie. »

Secundo. — « L'*ivrognerie* est d'abord un vice et devient ensuite une maladie. Le *premier degré* consiste en un désir des boissons spiritueuses qu'on sait être propres à mettre dans un état d'hilarité qui charme. Le *second degré* est un désir presque irrésistible dû au besoin de relever ses forces abattues d'une manière quelconque, notamment par l'abus qu'on a fait antérieurement des liqueurs fortes. Le *troisième degré*, enfin, est un désir de boire irrésistible et fort souvent périodique, qui constitue une véritable monomanie.

» L'ivrognerie est une maladie morale; mais elle a sa source dans un dérangement du physique. La cause qui porte l'homme à boire est certainement presque toujours le vice de l'ivrognerie, et, par conséquent, *le péché*, pour employer l'expression de Heinroth; mais l'ivrognerie amène une maladie, et la maladie produit un trouble moral qui, d'après cela, ne peut pas être dérivé immédiatement du péché! »

Tertio. — « Les *hallucinations ébrieuses* des sens augmentent graduellement d'intensité chez tous les buveurs. A l'égard de l'ouïe, c'est d'abord un bourdonnement de plus fort en plus fort que le malade perçoit, et qu'il prend pour le bruit d'une pluie battante, celui d'une chute d'eau, le bruit du tonnerre dans le lointain, etc. Enfin, il entend des voix humaines, d'abord des mots sans suite, puis des discours entiers, qui lui sont adressés et qui le déterminent même à lier conversation. Quant au sens de la vue, ses hallucinations vont depuis l'apparition d'étincelles et de mouches volantes jusqu'à la diplopie, à la vue des spectres. »

Se préoccupant des illusions des sens et des hallucinations produites par l'ivresse complète, M. le docteur Roesch maintient très-positivement qu'en cet état l'homme a perdu toute conscience de lui-même et de ses actes. « Combien, dit-il, n'est-il pas facile, par exemple, qu'un homme ivre frappe son voisin en croyant donner un coup de poing sur une table, qu'il confonde un personnage avec un autre entre lequel et lui existent des relations toutes différentes, qu'il prenne un homme pour un spectre sur lequel il se jette. — Voici un cas dans lequel ces visions amenèrent un dénouement déplorable : — Dans une certaine contrée des bords de l'Elbe, une tradition, qui date de la guerre de Trente ans, fait croire aux paysans qu'il apparaît quelquefois, vers minuit, des spectres à cheval, que le vulgaire regarde comme des cavaliers suédois, et qui pourchassent les spectateurs. Deux villageois, parents et amis l'un de l'autre, revenaient un soir des champs très-fatigués : ils s'étendirent sous un arbre ; l'un d'eux portait une bouteille d'eau-de-vie, avec laquelle ils s'enivrèrent. Dans cet état, les cavaliers suédois leur apparurent, et l'imagination échauffée par la boisson leur suggéra l'idée de se faire jour avec leurs bâtons pour gagner le village ; mais ils se frappèrent eux-mêmes avec tant de violence, que l'un d'eux devint tout-à-coup invisible ; l'autre, dont le bâton s'était brisé, et qui avait trouvé le chapeau de son compagnon à terre, crut avoir remporté une victoire complète sur les fantômes et gagné la coiffure d'un des cavaliers. Il regagna tout joyeux le village avec ce trophée, et raconta ses prouesses à ses amis ; mais les fils du battu, ayant reconnu le chapeau de leur père, se mirent à sa recherche et le trouvèrent mort, le corps couvert de blessures. Le malheureux qui, après avoir recouvré la raison, pleura amèrement la mort de son ami, fut condamné à dix années de travaux forcés. » — Nous reviendrons sur cette condamnation ; hâtons-nous cependant de constater, dès ici, qu'elle n'émane pas d'un tribunal français.

Les hallucinations puisant leur source dans une lésion du cerveau, il est certain qu'alors qu'elles se produisent, il n'y a plus d'entendement. Cette vérité est confirmée par la définition si nette qu'en donne l'un de nos plus grands spécialistes ; Esquirol dit, en effet : « L'halluciné est celui qui a la conviction intime d'une sensation actuellement perçue, alors que nul objet extérieur propre à exciter cette sensation n'est à portée de ses sens : c'est un *visionnaire*. Le mot hallucination comprend toutes les variétés de délire, qui supposent la présence d'un objet propre à exciter l'un des sens, quoique ces objets ne soient pas à la portée des sens (1). »

Quarto. — « La *folie ébrieuse, delirium tremens.* — La folie des sens apparaît chez les hommes livrés à la boisson, et passe immédiatement à l'état qu'on appelle *delirium tremens.* D'après la définition de Barkhausen, c'est une maladie qui attaque les individus ayant fait un long abus des boissons spiritueuses. Elle se caractérise principalement par le trouble des fonctions cérébrales et nerveuses, notamment l'insomnie, le délire des hallucinations d'espèce particulière, fréquemment aussi par le tremblement des membres. En général, les sujets atteints de *delirium tremens* ne sauraient se persuader du néant des fantômes qu'ils voient.

» Les buveurs de vin sont rarement atteints du *delirium tremens;* la maladie attaque presque uniquement les buveurs d'eau-de-vie. Elle n'exige pas, pour se développer, que l'homme boive souvent jusqu'au point de s'enivrer; il suffit qu'il boive plus que sa constitution ne le comporte.

---

(1) Esquirol, *Malad. ment.*

» Enfin, l'eau-de-vie est la grande pierre d'achoppe-
ment. Les anciens ne la connaissaient pas, et longtemps
encore avant qu'on eût appris à la préparer, elle ne
passa que pour une drogue pharmaceutique, jusqu'à
ce que quelques bons effets produits aussi par elle sur
des hommes en santé, et parmi lesquels, comme le dit
Franck, certaines gens comptent la perte de leur raison,
en rendirent l'usage général. L'esprit de spéculation ne
tarda pas à s'emparer de cette branche d'industrie :
on se mit à faire de l'eau-de-vie, non-seulement avec
diverses céréales et avec des fruits de toute espèce,
mais encore avec des pommes de terre; ce qui permit
de la livrer à si bas prix, que l'homme le moins favorisé de la fortune peut s'en procurer pour se rendre
plus dispos au travail, s'égayer et s'enivrer. Ah! dit-
on, elle flatte le goût et donne du courage, et c'est
assurément une belle invention que celle qui permet
de se procurer avec quelques sous du courage, en
buvant! Le prix peu élevé de l'eau-de-vie est la principale cause de la consommation énorme qu'en font
les gens du peuple, et qui va chaque jour en crois-
sant (1). »

Complétons la définition des divers genres d'ivresse
par celle de l'*ivresse convulsive*, que nous donnent

-----

(1) *De l'abus des boiss. spirit.*, par Ch. Roesch. Paris, Baillière,
1839.

MM. Laurent et Percy; ils s'expriment ainsi : « On a dit que l'ivresse faisait descendre l'homme au rang de la brute; l'ivresse convulsive est plus affreuse : elle le rend semblable aux bêtes féroces; elle lui en donne la force, les agitations, l'aspect et jusqu'à la cruauté. Il faut enchaîner comme elle celui qu'elle attaque, pour se mettre à l'abri de ses fureurs et le défendre contre ses propres attentats; dix hommes peuvent à peine se rendre maîtres de cette espèce de forcené : son regard est farouche, ses yeux étincelants; ses cheveux se hérissent, ses gestes sont menaçants; il grince des dents, crache à la figure des assistants; et, ce qui rend ce tableau plus hideux encore, il essaie de mordre ceux qui l'approchent, imprime ses ongles partout; se déchire lui-même, si ses mains sont libres; gratte la terre, s'il peut échapper, et pousse des hurlements épouvantables.

» A ces secousses violentes succèdent quelques instants de calme, pendant lesquels la pâleur de la face et l'obscurité du pouls semblent annoncer une fin prochaine. Ensuite la scène se renouvelle, et cet état, auquel on a vu des malades succomber dans les vingt-quatre heures, en dure au moins huit ou dix, quels que soit l'efficacité et le choix des moyens qu'on lui oppose. Ce n'est que quelques heures après les débauches que l'ivresse convulsive a coutume de se développer. On ne remarque d'abord, chez l'homme ivre, que les effets ordinaires de l'intempérance; mais

bientôt il éprouve une chaleur brûlante à l'estomac :
sa tête, déjà embarrassée, s'égare tout-à-fait. Il ressent
au front une douleur aiguë qui le porte machinalement
à y appuyer la main; ses yeux brillent et deviennent
hagards, présage d'une frénésie imminente (1). »

Puis, examinant les effets de l'ivresse, les médecins
arrivent forcément et toujours à les assimiler à l'aliénation. « La propension à causer avec soi-même, dit
Friedrich (2), à rire aux éclats ou à pleurer sans
motifs, s'observe chez les gens ivres, de même que
chez les aliénés. Ce qui dénote le non-fonctionnement
du cerveau résulte de ce fait, que les gens ivres sont
aussi insensibles à la douleur que les aliénés. Les coups
de poing reçus dans l'ivresse ne font pas de mal, et
souvent l'homme ivre ne s'aperçoit qu'il a été battu
que le lendemain, en jetant les yeux sur ses traits
déformés. Il est également insensible au froid, et assez
souvent il périt gelé en hiver, sans en avoir senti
l'impression. Le froid augmente les congestions vers
la tête, et contribue ainsi à opprimer le cerveau, déjà
engourdi par l'eau-de-vie (3). » Enfin le même auteur
n'hésite pas à émettre cette désolante opinion, que,
comme dans l'aliénation mentale, il n'est pas rare

---

(1) *Dict. des Scienc. méd.*, t. XXVI, p. 249.
(2) Gerichtliche, *Physiologie*, p. 743.
(3) Friedrich, *Diagnostik*, p. 3.

qu'un homme soit également prédisposé à l'ivrognerie. Les enfants procréés par des parents adonnés à la boisson, sont enclins à ce vice, ou à la démence, ou à l'idiotisme, quoique leur genre de vie soit sobre et régulier à tous égards.

Ici encore, nous invoquons l'autorité d'Esquirol : « La funeste disposition à l'ivresse, dit-il, est quelquefois héréditaire; et il cite l'exemple, rapporté par Gall, d'une famille russe dans laquelle le père et le grand-père ont été de bonne heure les victimes de leur penchant pour les boissons fermentées, et dont le petit-fils, dès l'âge de cinq ans, manifestait déjà un goût prononcé pour les liqueurs fortes (1). »

La science médicale considère aujourd'hui comme incontestable, que l'homme adonné à la passion des alcooliques ne nuit pas qu'à la société et à lui-même, mais qu'il tue et condamne encore par avance, par ce vice, les descendants qu'il peut avoir. M. le docteur Morel confirme, dans un remarquable traité, l'avis de ses confrères; s'occupant des êtres dégénérés, il dit : « Nous devons étudier deux catégories d'êtres dégénérés : ceux dont la maladie s'est développée sous l'influence de conditions héréditaires directes, et ceux dont les tendances dépravées pour les boissons doivent être attribuées à des affections spéciales de l'organisme.

---

(1) Esquirol, *Mal ment*, t. Ier, p. 366.

» Les enfants peuvent hériter directement des tendances alcooliques de leurs parents, et pour peu qu'ils
apportent en naissant, comme c'est le cas le plus
ordinaire, des dispositions intellectuelles bornées, ou
que leur éducation ait été mal dirigée, l'avenir de ces
enfants est on ne peut plus compromis, tant au point
de vue de leur développement organique, qu'à celui de
leurs facultés intellectuelles et affectives.

» Il n'est pas toujours nécessaire que les descendants
de parents livrés à l'alcoolisme chronique commettent
les mêmes excès, pour nous offrir le type d'une dégradation progressive. Les uns apportent, même en
naissant, le germe d'une dégénérescence complète, et
ils viennent au monde imbéciles ou idiots; les autres
ne vivent intellectuellement que jusqu'à un certain
âge, au-delà duquel ils s'arrêtent et tombent progres-
sivement dans un état que je ne puis comparer qu'à
l'idiotisme (1). » Et ce virus destructeur est si fortement enraciné au descendant, que, comme tous les
spécialistes, M. le docteur Morel déclare « qu'il n'est
pas toujours nécessaire que les descendants des parents
livrés à l'alcoolisme commettent les mêmes excès,
pour nous offrir le type d'une dégradation progressive.
Héritiers d'une prédisposition fatale, des individus qui

---

(1) Morel, *Traité des dégénérescences phys., intell. et mor. de
l'espèce humaine*, p. 113, 114. 115 et 121. Paris, Baillière, 1857.

ont toujours été sobres finissent par dégénérer ultérieurement. Leur intelligence, qui n'a jamais été bien développée, reste stationnaire et s'éteint sous l'influence des causes les plus diverses. Cette transition dégénératrice est certainement un phénomène important à étudier : il mérite de fixer l'attention des familles; il peut apporter, en médecine légale, des indications précieuses, et sauver des malheureux dont les actes ne se produisent plus dans la sphère de la liberté morale. »

Déjà M. Roesch avait dit : « Ce qu'il y a de plus triste, c'est que les enfants procréés pendant l'ivresse portent presque toujours un triste germe de maladie, et qu'ils deviennent la proie d'affections qui les font périr prématurément ou ne leur laissent qu'une existence languissante. Les enfants des hommes et des femmes adonnés à la boisson ont toujours une constitution faible, soit délicate et irritable à l'excès, soit lourde et engourdie. Dans le premier cas, ils deviennent assez souvent victimes de convulsions qui les tuent avec rapidité, ou de l'hydrocéphale aiguë, et plus tard de la phthisie pulmonaire; dans le second, l'atrophie s'empare d'eux, et ils tombent dans l'imbécillité. Dans l'un et l'autre, ils sont exposés à toutes les formes si variées des scrofules et du rachitisme; puis, avec l'âge, à la goutte. »

Friedrich va plus loin; il dit dans son *Diagnostic des maladies mentales :* « La plupart des enfants engendrés dans l'ivresse deviennent idiots, parce que leur procréation elle-même a lieu sans le concours de l'esprit et au milieu d'un état de stupeur animale; car la génération n'est pas uniquement un acte matériel, et l'âme y prend une part fort active. »

Des conséquences aussi désastreuses ne sont-elles pas assez puissantes pour commander un frein à ce vice destructeur? Un mal dont les ramifications s'étendent aussi loin, est bien de nature cependant à réveiller l'égoïsme brutal de l'ivrogne, frappé dans sa personne, frappé dans sa postérité. Jusqu'ici, il faut l'avouer, les conseils de l'expérience ont été infructueux ; il importe donc de tenter un remède énergique; il n'est jamais trop tard pour combattre un fléau qui, s'il tue lentement, tue sûrement, et qui, avant de donner la mort, enlève toujours la raison.

Pour en terminer avec les opinions de médecins, nous n'avons plus qu'un pas : il prouvera que tous, qu'on étudie la savante Allemagne ou les œuvres de nos grands maîtres, classent l'ivresse, quant à ses effets, au rang de l'aliénation mentale. Voyons Pinel : « Il existe peu de principes, dit-il, aussi destructeurs pour l'homme que les excès et la longue habitude des boissons spiritueuses; quoique l'empire de l'habitude sur ce point soit si puissant, et que tous les préceptes les plus sages qu'on donne puissent être sans effet, il est toujours utile d'éclairer l'homme sur une des sources les plus fécondes de ses maux et de ses infirmités. . . »

— Puis, après avoir parlé de l'empoisonnement par

les narcotiques, il ajoute : « On peut leur assimiler l'ivresse extrême produite par l'excès des liqueurs vineuses prises à l'intérieur (1). »

Un auteur souvent cité dans les délicates questions d'aliénation, M. le docteur Marc, étudiant l'état qu'amène l'ivresse, n'hésite pas à le qualifier « d'état temporaire ou transitoire de délire, qui continue même quelquefois pendant plus ou moins de temps après la durée ordinaire de l'influence enivrante. — Les hallucinations et les illusions *ébrieuses*, lorsqu'elles sont bien prouvées, qu'elles concordent suffisamment avec la nature de l'action à laquelle, d'ailleurs, on ne peut assigner aucun autre motif, donnent la mesure la plus certaine du trouble de la raison et de l'absence du libre arbitre (2). »

Dans une monographie dernièrement publiée, M. le docteur Racle, envisageant l'ivresse au point de vue médico-légal, s'exprime ainsi : « L'alcoolisme ne menace pas seulement l'individu par sa propre gravité, il l'expose encore à des dangers provenant de la perversion de l'intelligence, d'où le suicide, ou du défaut d'appréciation des choses extérieures, et de là naissent les chutes, les blessures, etc. D'un autre côté, faute de pouvoir veiller à sa sécurité personnelle, l'alcoolisé est

---

(1) *Nosographie phil.*, p. 114 et 131. Paris, Crapelet, an VI.
(2) *De la Folie dans ses rapp. méd.-jud.*, t. II, p. 365 et 611.

exposé à des accidents provenant du fait involontaire d'autrui; car, si l'on est tenu de respecter la faiblesse d'un enfant ou d'une femme, on ne songe pas toujours que tel homme qui paraît fort et robuste, ne peut pas se préserver; et, après un ou plusieurs avertissements, on heurte, on écrase, on mutile involontairement l'alcoolisé, qui reçoit ces blessures d'un air hébété. D'un autre côté enfin, l'homme en état d'ivresse peut devenir dangereux par sa méchanceté et sa fureur, par des actes irréfléchis et accomplis sans intention de nuire; il peut frapper, assassiner, incendier, exposer la vie de mille personnes en entravant une voie ferrée.

» Ainsi voilà l'alcoolisme qui étend son influence dans des limites plus vastes que celles où nous nous sommes arrêté tout d'abord :

» 1º Il expose l'individu au suicide ou à l'action de forces extérieures, parce qu'il est momentanément incapable d'harmoniser ses actes avec les influences physiques qui l'entourent;

» 2º Il laisse l'individu sans défense au milieu de la société humaine, qui, méconnaissant la faiblesse et l'hébétude dont il est frappé, le broie et l'écrase involontairement dans ses engrenages, comme cela aurait eu lieu dans le jeu d'une machine;

» 3º Il devient dangereux pour les autres.

» Or, comme on le voit, si d'abord les accidents sont circonscrits dans le cercle même de la vie individuelle, ils peuvent diverger, rayonner en quelque sorte, et intéresser les autres à ce qui n'est d'abord qu'un fait personnel. »

Se demandant ensuite si l'ivresse produit une folie passagère dans laquelle l'individu n'a pas conscience de ses actes, M. Racle répond : « Qu'il faut reconnaître qu'une forte ivresse enlève toute espèce de conscience (1). »

Maintenant que nous connaissons cette véritable maladie, qui se révèle par la perpétration d'actes de folie, que notre expérience est confirmée par l'opinion des médecins, il n'est plus possible de douter que la lésion qu'elle engendre est bien positive, et que sa présence suspend toutes les perceptions; d'où résulte cette seule conséquence logique : que toute action accomplie pendant une complète ivresse, l'est sans aucun discernement. Il faut donc dire, avec un philosophe : « Que toutes les actions des hommes qui sont faites sans une volonté bien distincte, appartiennent plutôt à la classe des événements qu'à celle des actions; elles arrivent à l'homme bien plus que l'homme ne les produit; elles sortent du domaine de la liberté et rentrent dans celui de la nature (2). »

Puisqu'il est hors de conteste désormais que l'homme complétement ivre n'a pas conscience de

---

(1) Racle, *De l'Alcoolisme*, p. 93 et 95. Paris, Baillière, 1860.
(2) Ancillon, *Ess. phil.*

ses actes, qu'il ne les peut apprécier, sera-t-il responsable? La seule réponse rationnelle est une négative; comment frapperait-on justement un fait dont la portée n'a pu être appréciée?

Un médecin qui a obtenu en Allemagne une réputation méritée, Hoffbauer, maintient avec raison : « Que les questions de médecine légale psychologique appartiennent au droit criminel, quand il s'agit de déterminer la culpabilité (strafbarkeit, *punissabilité)* ou la non-culpabilité d'une action que la loi considère comme délit et qu'elle punit, à moins de circonstances particulières. Les empêchements dont nous parlons ici sont l'impuissance de se servir convenablement de ses facultés intellectuelles; cet empêchement est pris hautement en considération en justice criminelle, parce qu'il peut atténuer ou détruire même la culpabilité (1).

» L'entendement est malade quand il est arrêté ou égaré dans ses opérations, c'est-à-dire lorsqu'il juge mal ou qu'il est dans l'impuissance de juger; en un mot, un jugement sain suppose dans l'intelligence l'*intensité* et l'extensité nécessaires. Dans l'ivresse poussée au dernier degré, non-seulement on ne se possède plus, mais les sens sont affaiblis au point que

_____

(1) Hoffbauer, *Méd. lég.*, trad. de Chambeyron, p. 23 et 24. Paris, Baillière, 1827.

l'on n'a pas même la conscience de son état extérieur (1). »

. La réalité de la démence produite par l'ivresse, est si clairement établie par la médecine, que l'on ne peut désormais en douter; les actions de l'homme ivre émanent d'un dément : elles ne sauraient donner lieu à une pénalité légitime.

L'idée du devoir, en effet, présuppose l'idée d'obligation; la liberté de l'agent est essentielle pour constituer l'infraction : puisque l'ivresse enlève toute perception, il ne restera plus qu'un être impuissant au bien comme au mal. Un philosophe dont l'étendue et la profondeur des idées sont admirées de ceux mêmes qui ne partagent pas son système, Kant, examinant cette grave question du libre arbitre, dit : « Que le concept d'une cause implique l'idée d'un être libre, intelligent, ne recevant sa fin de personne, se la donnant lui-même, implique nécessairement un autre concept encore, le concept d'une loi obligatoire, c'est-à-dire le concept d'un devoir. Partez maintenant du concept du devoir et analysez pareillement, que trouvez-vous? Cherchez à vous faire une idée de ce qu'on appelle une loi, ou un devoir, ou une obligation : vous trouverez que ce qui oblige ne peut s'adresser qu'à un être intelligent, qu'à un être libre; que ce qui oblige

---

(1) Hoffbauer, *Méd. lég.*, p. 42 et 237.

ne peut s'adresser qu'à une véritable cause : de manière que, de même que le concept du devoir, réciproquement le concept d'obligation, de devoir ou de loi implique le concept d'un être libre (1). »

Sans la raison, sans cette faculté pensante qui nous permet de discerner le bien du mal, le vrai du faux, le droit de punir n'existe plus, puisque l'entendement seul fournit la connaissance du juste et de l'injuste, et qu'il n'est pas possible de ne tenir aucun compte de son absence, pour atteindre un acte qui n'a pu être compris. La faculté de raisonner tient de près à celle de juger; nous les comprenons toutes les deux sous le nom de raison : si donc cette raison, qui comporte nécessairement le raisonnement et le jugement, est éclipsée, il ne peut y avoir imputabilité; or, il est indubitable que l'ivresse complète anéantit ces deux facultés. Que reste-t-il alors? Une volonté qui n'est plus consciente de ses déterminations, c'est-à-dire une volonté automatique.

Néanmoins, quelques bons esprits, n'envisageant qu'un côté de la question, n'ont voulu se préoccuper que du vice et de ce qu'il a d'ignoble, pour refuser toute absolution à l'homme ivre, parce qu'il a fait faute en se noyant dans les vapeurs du vin, et qu'il serait immoral qu'il trouvât une excuse dans une faute

---

(1) Jouffroy, *Cours de dr. nat.*, t. II, p. 259.

à lui seul imputable. On ajoute, et ici naît la vraie difficulté, que, d'après l'économie de notre loi pénale, tout crime ou délit est punissable, à moins que la loi n'ait formellement admis une excuse. Ce principe est posé dans l'article 65 du Code pénal, ainsi conçu : « Nul crime ou délit ne peut être excusé, ni la peine mitigée, que dans les cas et dans les circonstances où la loi déclare le fait excusable, ou permet de lui appliquer une peine moins rigoureuse. » Puis l'on dit que le paragraphe 2 de la section III du même Code énumère aux articles 321 et suivants les crimes et les délits excusables, que nulle part l'ivresse ne figure comme excuse ; et, comme il n'est jamais permis de suppléer au silence de la loi criminelle, dont les textes sont de droit strict, la circonstance d'ivresse est impuissante à arrêter l'application de la loi.

Le premier de ces arguments nous touche peu. Il ne s'agit pas d'excuser l'ivresse, ou de trouver dans un fait condamnable l'absolution d'une faute ; un seul point doit être éclairé, à savoir : si l'auteur d'une faute antérieure a connu, au moment où une action postérieure est accomplie, qu'il enfreignait la loi du devoir ; s'il avait son libre arbitre ; s'il a pu enfin apprécier et juger la portée du méfait reproché ? S'il y a eu appréciation de l'acte, il faut punir ! Si, au contraire, le magistrat ne rencontre, pour justification d'un châtiment, qu'un acte machinal, la punition serait une révoltante injustice ; on en viendrait, en effet, ainsi que l'indique Ancillon, à frapper un fait matériel dépourvu de toute intention, appartenant à la classe des événements et non à celle des actions.

Le moyen de droit tiré de l'article 65 C. P. lèvera-t-il les hésitations, et autorisera-t-il le magistrat, le juré, à frapper? Non, très-certainement; car il n'est jamais permis au jurisconsulte d'oublier « que l'élément *essentiel* du délit est la violation du devoir. » L'ivresse complète permet-elle de distinguer où est le devoir; de se déterminer avec cette liberté d'esprit qui fait le plus noble apanage de l'homme, qui lui indique le sentier de la vertu comme la seule voie dans laquelle on ne s'égare pas? Non, l'ivresse aveugle son intelligence; il ne reste plus à ce moment, pour nous servir de l'expression de M. X. de Maistre, que la *bête*. Il est donc certain que le devoir ne peut être violé par celui qui n'est plus un être pensant.

On insiste, et l'on ajoute: Mais l'article 65 C. P. est formel; dans l'état de notre législation, la peine doit être appliquée. Nous ne prétendons pas que les actes commis dans un état de complète ivresse soient excusables : tel n'est pas notre sentiment; nous maintenons que les actes exécutés à ce moment ne sont pas *imputables* à l'agent.

L'excusabilité puise sa cause dans la circonstance exceptionnelle où se trouvera l'agent. Si nous examinons les cas d'excuse, nous le rencontrons toujours jouissant de sa lucidité et agissant avec *volonté;* mais aussi dans une situation spéciale qui atténue la gravité de l'acte qu'on lui reproche, comme le démontrent les articles 321 et suivants du Code Pénal (1).

---

(1) **Art. 321.** — Le meurtre, ainsi que les blessures et les coups, sont excusables, s'ils ont été provoqués par des coups ou violences graves envers les personnes.

Art. 322. — Les crimes et délits mentionnés au précédent article sont également excusables, s'ils ont été commis en repoussant, pendant le jour, l'escalade ou l'effraction des clôtures, murs ou entrée d'une maison ou d'un appartement habité ou de leurs dépendances. — Si le fait est arrivé pendant la nuit, ce cas est réglé par l'article 329.

Art. 323. — Le parricide n'est jamais excusable.

Art. 324. — Le meurtre commis par l'époux sur l'épouse, ou par celle-ci sur son époux, n'est pas excusable, si la vie de l'époux ou de l'épouse qui a commis le meurtre n'a pas été mise en péril dans le moment même où le meurtre a eu lieu. — Néanmoins, dans le cas d'adultère, prévu par l'article 336, le meurtre commis par l'époux sur son épouse, ainsi que sur le complice, à l'instant où il les surprend en flagrant délit dans la maison conjugale, est excusable.

Art. 325. — Le crime de castration, s'il a été immédiatement provoqué par un outrage violent à la pudeur, sera considéré comme meurtre ou blessures excusables.

Art. 326. — Lorsque le fait d'excuse sera prouvé, — s'il s'agit d'un crime emportant la peine de mort, ou celle des travaux forcés à perpétuité, ou celle de la déportation, la peine sera réduite à un emprisonnement d'un à cinq ans ; — s'il s'agit de tout autre crime, elle sera réduite à un emprisonnement de six mois à deux ans. — Dans ces deux premiers cas, les coupables pourront de plus être mis, par l'arrêt ou le jugement, sous la surveillance de la haute police pendant cinq ans au moins et dix ans au plus. — S'il s'agit d'un délit, la peine sera réduite à un emprisonnement de six jours à six mois.

Si nous examinons, au contraire, la complète ivresse, nous voyons qu'elle tue tout d'abord l'intelligence, et amène toujours un état de folie ou de démence transitoires. Or, il est incontestable que tout acte émané d'un homme bien réellement privé d'entendement se produit sans *volonté*, et que si, comme la médecine l'atteste, l'excès des boissons engendre la désorganisation du cerveau, tout ce qui arrive pendant que dure cette maladie, procurée ou advenue sans intention, cesse d'être imputable à son auteur : l'article 64 C. P., qui dispose qu'il n'y a ni crime ni délit lorsque le prévenu était en état de démence au temps de l'action, est le seul applicable lorsqu'il faut juger la criminalité d'un homme anéanti par les ténèbres de l'ivresse.

On nous arrête ici, et l'on objecte que l'article 64 C. P. n'indique que la démence, et que, la démence constituant une maladie, on ne peut comprendre dans ce terme générique que la maladie, à laquelle on ne saurait assimiler l'ivresse, qui est un fait volontaire : cela étant, dit-on, comme il n'est plus possible de la considérer comme excuse, les actes commis pendant sa durée restent punissables ; et, dans ce système exclusif de toute défense, on finit en invoquant un arrêt de cassation du 1er juin 1843, qui certes ne tranche pas la difficulté et n'enlève aucune force à la théorie que nous soutenons. L'arrêt est ainsi conçu : « La Cour, — Attendu que le défenseur de l'accusé n'a pas plaidé une pure question de démence, mais qu'il a voulu se prévaloir de la prétendue ivresse de l'accusé et des passions qui l'animaient au moment de la perpétration de son crime; — Attendu que la Cour d'assises, en interdisant ce mode de défense, par ce motif qu'il ne s'agissait ni d'une excuse légale, ni du cas prévu par l'article 64 C. P., relatif à la démence, n'a fait que se conformer à la loi, et n'a pas porté atteinte à la liberté de la défense; rejette. »

Cette décision n'est point une arme contre notre doctrine : la Cour suprême, en effet, commence par reconnaître ce fait, établi par la Cour d'assises, qu'il n'y avait dans l'espèce qu'une *prétendue* ivresse; ce point fixé, on ne peut qu'adopter les principes consacrés par l'arrêt, parce que, l'ivresse n'existant pas, l'article 64 C. P. était inapplicable, le trouble et l'abolition de l'intelligence n'ayant pu être produits par une cause qui ne se rencontrait pas au procès. Nous maintenons seulement, avec l'article 64 C. P., que le crime et le délit ne disparaissent que si l'agent était en démence au temps de l'action; or, si l'action s'accomplit pendant la complète ivresse, qui engendre la plus certaine des aberrations, il est positif qu'une action qui survient pendant cette maladie, qui tue l'homme en tant qu'intelligence, n'émane plus que d'un dément. On demeurera donc toujours dans la vérité légale de l'article 64 C. P., en présentant une défense qui tendra à démontrer que l'accusé ne jouissait pas de sa raison quand l'acte reproché a été commis, abstraction faite de la cause de cette folie passagère ou permanente. Par suite, la défense ne saurait être entravée, quand, après avoir établi la réalité de l'ivresse, elle démontrera que cet état a produit l'aliénation. Ici, l'avocat est dans le vrai; il est protégé par la science médicale, qui démontre que l'ivresse est productive de la démence. La question ainsi posée est une pure question d'aliénation, comme l'exige l'article 64 C. P.; la solution à lui donner appartient aux magistrats pour les délits, aux jurés seuls pour les crimes.

L'arrêt de cassation de 1843 n'est donc pas ici un argument; l'espèce jugée est essentiellement différente de celle qui nous occupe, puisque nous recherchons les modifications que l'ivresse complète amène dans l'intelligence, et que, dans la cause de 1843, l'ivresse n'était pas confirmée.

On insiste et l'on nous dit : Prenez garde; notez que c'est l'ivresse qui a engendré la maladie; l'ivresse, vice repoussant, source de tant de maux. — Qu'importe? Cet argument a-t-il une valeur légale? Est-ce que, par hasard, on s'égarera au point de soutenir que la cause qui amène la démence peut avoir portée, quand il s'agit de savoir s'il faut ou non appliquer une peine? Assurément non : la loi pénale n'a pas distingué; elle ne le pouvait sans contradiction; elle a dit : « Ni crime ni délit, lorsqu'au temps de l'action le prévenu était en démence. » Il sera donc toujours permis d'examiner et de prouver si, au temps de l'action, le prévenu jouissait de ses facultés, sans s'arrêter à discuter la cause de la démence; quelle qu'en soit la cause, si la démence existe, le fait n'est pas imputable. Et comment en serait-il autrement, alors que c'est la volonté perverse qui caractérise la criminalité? Si l'agent n'est plus *mentis compos,* comme disait d'Argentré; s'il y a *insania,* il n'existe plus de discernement : dès lors, il est irresponsable. — Mais ici, il n'y a qu'une *insania voluntaria?* — Sans doute; cette circonstance change-t-elle le caractère de la démence? — Que la maladie provienne d'une cause reprochable ou non, une fois qu'elle existe, est-ce qu'elle n'enlèvera pas toujours le libre arbitre et ne détruira pas la raison?

Veut-on néanmoins voir, quand même, la responsabilité survivre à la raison, par ce seul motif que la démence a été procurée? Soit; c'est alors le bouleversement de toute l'économie de l'article 64 C. P. Et dire que, chaque fois que la démence sera le résultat d'une faute, bien qu'il y ait désorganisation de l'entendement, il faut aveuglément frapper; alors, on arrive à consacrer cette doctrine : que celui qui se sera plongé dans les excès de tout genre, qui aura perdu sa santé, avili son intelligence, et qui sera tombé dans la plus incurable des démences perpétuelles, devra voir ses actions impitoyablement atteintes par la loi pénale, parce que sa maladie est la conséquence d'une faute qu'il pouvait éviter! Il n'a plus de volonté, l'àme est morte : qu'importe? le corps sera frappé pour la faute actuelle que n'a pas connu sa pensée; l'on arrive en réalité à punir la faute d'autrefois, que souvent la loi morale flétrissait seule, et cette faute, non prévue par un texte pénal, rejaillira sur l'infraction du jour, commise alors que le régulateur de la pensée humaine, la raison, a complétement disparu.

La doctrine que nous combattons conduit au plus déplorable des égarements; en effet, si l'on veut étudier les causes occasionnelles de l'aliénation, on se convaincra aisément, en jetant les yeux sur les tableaux statistiques publiés par un grand maître, Esquirol, que, dans un nombre considérable de cas, la démence est amenée :

1º Par une galanterie illimitée et sans choix;

2º Par une vie désordonnée;

3º Par des habitudes honteuses, qu'il est inutile de nommer ici.

Voilà des sources malheureusement trop fécondes de la démence; elles sont imputables au malade : c'est le désordre de sa conduite qui l'a tué moralement. Une vie régulière lui était commandée par le devoir; l'état atroce dans lequel il se trouve provient de son fait seul; mais, la démence étant constante, le magistrat s'arrête, parce qu'il est en face d'un automate. Pourquoi en serait-il autrement en matière d'ivresse? Si, comme nous l'avons établi, la complète ivresse amène la démence, la folie, peu importe que cet état morbide soit le résultat d'une faute : on fera des vœux sincères pour que le législateur atteigne l'ivresse par une pénalité sévère ; mais, la démence une fois acquise, déshonorera-t-on, ou livrera-t-on au bourreau l'insensé qui n'a pas eu sentiment de l'acte coupable qu'il commettait ?

On ne saurait donc partager la théorie sur l'ivresse émise dans un récent ouvrage de M. Lambert (1). — Après avoir consacré « que ce vice s'attaque aux sources mêmes de la pensée et qu'il abaisse le niveau des facultés et des sentiments » (page 283), ce jurisconsulte ne veut pas que l'ivresse fasse disparaître le libre arbitre ; suivant lui, il faut l'assimiler à la passion, parce qu'elle laisse encore agir la conscience, que la démence fait disparaître. « L'ivresse, dit-il, exalte les facultés ; la folie les annihile tout-à-fait » (page 389).

Cette opinion est inadmissible et contradictoire. Comment accepter, en effet, qu'une cause naturelle ou procurée, qui attaque les sources de la pensée et en trouble la moralité, qui abaisse le niveau des facultés et celui des sentiments, laisse intact ce qu'elle attaque, ce qu'elle sape par sa base ? — Néanmoins, ce jurisconsulte dénie que l'ivresse prive du libre arbitre ; il faut l'assimiler tout simplement à la passion : elle ne

---

(1) *Philosophie de la Cour d'assises.* Paris, Plon, 1861.

fait qu'exalter les facultés! Qu'exalter les facultés? Mais elles sont éteintes par la conséquence forcée de la complète ivresse. L'auteur de la *Philosophie* n'est pas sans avoir vu la triste réalité des désordres cérébraux engendrés par l'alcoolisme; quelle différence sérieuse établit-il entre l'idiot, l'aliéné et l'homme tué par les excès du vin? Pourrait-il bien nous démontrer que le cerveau du premier est incapable de toute perception, et que, au contraire, celui du second conçoit et comprend? — Il est exalté, dit-il. Le fou furieux est exalté aussi; n'est-il donc pas aliéné? Tout comme l'ivrogne, il est exalté, parce que le cerveau ne commande plus à la volonté, que le libre arbitre n'existe plus.

La distinction que tente vainement d'établir M. Lambert, ne repose que sur une fiction : moyen sans portée au criminel. Suivant lui, il faut *assimiler* l'ivresse à la passion, c'est-à-dire confondre deux choses essentiellement opposées, puisque l'ivresse a fait disparaître l'homme en tant que créature intelligente, et que la passion, au contraire, présuppose un mobile déterminé, une volonté mal dirigée mais libre, qui cède à un mouvement du cœur, mouvement compris et apprécié. On ne saurait donc, à l'aide d'une fiction impossible, raisonnablement *assimiler* l'homme ivre, qui ne pense plus, à l'homme entraîné par la passion et perpétrant *volontairement* un acte librement arrêté.

Pour protéger son avis cependant, M. Lambert a besoin d'un argument plus décisif: il déclare qu'il ne croit pas à la complète ivresse!... Il dit : « Pour les besoins d'un système, on a supposé l'état d'un homme qui n'a plus la conscience ni de lui-même ni des autres, qui n'est plus qu'une machine sans direction, qu'une brute sans volonté propre, qu'un automate sans conscience; seulement, c'est un portrait de fantaisie, et nul n'a vu sa personnalité sur les bancs de la Cour d'assises » (page 288). M. Lambert n'a pas vu, et il ne croit pas; mais de ce qu'il n'a pas vu, ne s'en suit pas, comme preuve, que ce qu'il n'a pas vu n'existe pas ; or, il suffit d'étudier les médecins spécialistes, nos maîtres en cette matière, pour voir et pour croire; nous n'aurions pas leur autorité, que notre expérience nous forcerait à accepter un état qui n'est que trop malheureusement une réalité.

Le jurisconsulte dont nous combattons l'opinion, a fait une confusion entre l'ivresse complète et l'ivresse légère; confusion toute naturelle, puisqu'il n'admet pas qu'un homme puisse boire au point de perdre complétement tout discernement. Cela est cependant; c'est une vérité aussi désolante qu'élémentaire.

« Une fois ces principes posés, continue notre auteur (page 290), ne faudra-t-il pas quelquefois tenir compte, mais dans la mesure de la peine seulement, de quelques surprises des sens, des accidents étrangers aux habitudes, et d'un état d'ivresse qui n'est qu'une exception dans la vie d'un accusé? Il sera permis au magistrat de chercher là non une excuse, mais un élément d'atténuation et un motif de faire une juste application de l'article 463. » — Ce raisonnement est-il bien fondé, et ne conduit-il pas à ce système de fantaisie dont on parlait tout-à-l'heure? Si l'homme ivre n'est pas sujet à ce péché, il faut frapper quand même, mais doucement; si c'est un ivrogne de profession, il faut être impitoyable! Nous maintenons que l'on ne peut frapper ni doucement, ni rudement; car le juge n'a pas ici à prononcer sur le péché d'ivresse, mais bien sur un délit ou sur un crime, et, avant de songer à appliquer une peine, son premier devoir lui commande de s'enquérir si l'acte délictueux ou criminel a été librement consenti.

Enfin, comment M. Lambert veut-il distinguer l'ivrogne endurci et celui qu'un *accident*, comme il le dit, aura privé de raison? Une fois l'ivresse advenue, toute distinction est insignifiante; un seul point demeure, à savoir : si l'agent dominé par la complète ivresse, avait son libre arbitre au temps de l'action? La réponse est une négative forcée; donc il y a irresponsabilité.

Les circonstances atténuantes allouées à l'ivrogne par *accident*, ne s'expliquent pas. Que sont donc les circonstances atténuantes? La loi ne les définit pas; tous, nous sommes d'accord pour reconnaître que la circonstance qui peut atténuer la peine, résulte de mille causes diverses que produira chaque affaire, et dont il est impossible de donner une nomenclature. Ainsi, un homme pressé par la misère et la faim, s'arrête devant la porte d'un boulanger; il s'empare du pain qui lui manque : il commet un vol; mais son extrême détresse crée en sa faveur une circonstance qui atténuera la peine. Mais, remarquons-le bien, les circonstances atténuantes ne peuvent être appliquées qu'à l'acte coupable, c'est-à-dire volontairement perpétré; s'il s'agit, comme au cas d'ivresse complète, d'un acte non volontaire, incompris, puisqu'il n'est plus dirigé par l'intelligence, il n'y a pas à se préoccuper des circonstances atténuantes qui atténuent la peine, puisque la peine ne saurait être appliquée aux actes de celui dont le cerveau est paralysé et dont toutes les facultés sont momentanément mortes. Et puis, voyons, où allons-nous avec le système de ces circonstances atténuantes? On arrive à laisser de côté le fait matériel, qu'on n'apprécie pas; car, si on l'étudiait, le défaut d'entendement conduirait obligatoirement à l'acquittement : on frappera la victime de l'*accident*, sans voir que rien n'a été consenti de sa part; mais on prononcera des circonstances atténuantes, non en faveur d'un acte que la loi ne peut atteindre, on les allouera au péché d'ivresse qui est substitué à l'acte matériel.

Quand il existera une loi atteignant l'ivresse, ce raisonnement s'appliquera au péché d'ivresse; mais alors, pas plus qu'aujourd'hui, l'acte de l'être inintelligent ne pourra être atteint par une peine qui n'est légitimée que par un consentement réfléchi à une action coupable.

Restons dans la vérité légale, et ne faisons pas de distinctions là où l'article 64 C. P. n'a pas distingué. L'ivresse complète étant inséparable d'une aliénation momentanée, si à ce moment une mauvaise action est perpétrée, demandons-nous, avec l'autorité de la loi, si, au *temps de l'action,* le prévenu ou l'accusé était dans un état de démence. La froide raison, d'accord avec notre législation, nous répond qu'on flétrira l'ivrogne, mais que l'on ne frappera pas le dément. Respectons donc ce principe de notre droit criminel, qui ne légitime la peine que si elle est appliquée à celui qui a agi avec une intention coupable; disons enfin avec M. Rossi, parlant de l'ivresse, « qu'un jury pénétré de l'importance et de la religion de son ministère, ne saurait hésiter. Il doit sans doute se tenir en garde contre l'imposture et le mensonge, et ne jamais oublier que l'ivresse est un des prétextes les plus faciles à alléguer, et auquel, il faut l'avouer, les témoins se prêtent d'assez bonne grâce. Mais si le jury est convaincu que le fait a été commis en état d'ivresse complète, machinalement, il ne saurait, sans trahir sa conscience, déclarer l'accusé coupable (1). »

---

(1) Rossi, *Tr. du dr pén.,* t. II, p. 61.

Pour compléter l'examen de l'article 64 C. P., une dernière explication est nécessaire. La démence, dans le langage usuel de ce mot, est pris dans une acception générale : *démence* est synonyme de folie, puisqu'elle constitue un. genre d'aliénation mentale; c'est le seul sens aussi que ce mot puisse avoir en médecine légale. — Nous savons la désorganisation causée par l'ivresse; nous devons examiner maintenant quels sont les caractères auxquels on reconnaît la démence; puis, comparant, quant aux résultats, la situation de celui qu'une maladie naturelle affecte de ce fléau, et celle de l'homme réduit au même état par l'excès des boissons, nous arriverons facilement à constater que, l'aberration mentale étant la même, la solution, au point de vue criminel, est forcément identique.

« La démence, dit Pinel, est l'abolition de la pensée. » L'homme envahi par l'ivresse pense-t-il? Non, car la pensée n'est que le produit d'une méditation réfléchie de l'intelligence; or, l'entendement étant anéanti, il y a une véritable abolition de la pensée, c'est-à-dire démence, et l'article 64 C. P. est applicable.

Esquirol définit la démence : « Une affection cérébrale caractérisée par l'affaiblissement de la sensibilité, de l'intelligence et de la volonté : l'incohérence des idées, le défaut de spontanéité intellectuelle et morale sont les signes de cette affection. L'homme qui est dans la démence a perdu la faculté de percevoir convenablement les objets, d'en saisir les rapports, de les comparer, d'en conserver le souvenir complet; d'où résulte l'impossibilité de raisonner juste (1). » — L'ivresse agit-elle sur le cerveau, affaiblit-elle l'intelligence? Oui, certainement. — Produit-elle incohérence des idées, empêche-t-elle de percevoir justement? A n'en pas douter. — Cet état anormal d'atonie du cerveau empêche la perception des idées; les déterminations restent vagues, machinales, sans aucune impulsion réfléchie. Tous ces symptômes, réunis dans l'ivresse, occasionnent une démence réelle; démence spéciale quant à son origine, il est vrai, mais qui n'en représente pas moins toutes les suites de l'aliénation: donc l'article 64 C. P. est applicable.

Suivons les définitions données par les aliénistes les plus éminents. M. Foville s'exprime ainsi : « La démence n'est autre chose que l'oblitération de l'intelligence, et, chez la plupart des individus en démence, les fonctions organiques deviennent d'autant plus actives que les fonctions intellectuelles le sont moins (2). » Si l'on applique ces enseignements à l'ivrogne, ne voit-on pas croître sa fébrile activité à mesure que sa raison disparaît?

Enfin, suivant M. Calmeil, « la démence est un état

---

(1) Esquirol, *Malad. ment.*
(2) Foville, *De l'Alién. ment.*

maladif qui consiste tantôt dans un simple affaiblissement des facultés sensitives intellectuelles et affectives,
comme si la force d'action se fût ralentie dans tous les
points de l'encéphale qui président à l'exercice et à la
manifestation de ces facultés; tantôt la démence désor-
ganise, en quelque sorte pièce à pièce, tous les instru-
ments de nos pensées, des penchants, des sentiments;
il semble alors que le corps survive à l'âme : cet état
constitue la démence (1). » Et Cabanis d'ajouter : que
les liqueurs spiritueuses peuvent troubler à différents
degrés les opérations mentales, et même occasionner le
délire furieux (2). Que reste-t-il chez l'ivrogne? Le
corps, et c'est tout! Encore ici, devant l'acte accompli
sans volonté, alors que le cerveau est atteint de
maladie, l'article 64 C. P. doit être invoqué et appliqué.

En résumé, l'état moral de l'homme dépend de sa
liberté, qui le guide vers le bien et lui indique d'éviter
le mal. Si cette liberté est en esclavage, l'homme
n'existe plus; il ne reste qu'un cadavre vivant, dont
les impulsions sont involontaires et sans choix. Il est
certain, enfin, qu'alors que l'organe direct et produc-
teur de la pensée est oblitéré par une maladie chro-

____

(1) *Dict. de Méd.*, t. X, 2º éd.
(2) Cabanis, *Rapp. du Phys. et du Mor. de l'Hom.*, t. II, p. 390.

nique ou passagère, il n'y a plus ni bonnes ni mauvaises actions.

Nous trouvons, du reste, dans l'exposé des motifs de l'article 64 C. P., la justification complète de notre opinion; nous y lisons, en effet, le passage suivant : « Une règle commune à tous les prévenus, soit du fait principal, soit de complicité, est qu'on ne peut déclarer coupable celui qui était en état de démence au moment de l'action. Tout crime se compose du fait et de l'intention; or, aucune intention criminelle ne peut exister de la part des prévenus, puisqu'ils ne jouissaient pas de leurs facultés morales. » Ici donc, la cause de la non-culpabilité est générale et s'étend à tous les crimes et délits, précisément à raison de l'absence de discernement. Aussi, que l'on ne s'y méprenne pas, la démence n'est pas une excuse : cela impliquerait contradiction avec l'idée du crime; elle rend toute culpabilité impossible.

C'est en ce sens que la Cour de cassation a décidé, par un arrêt du 26 octobre 1845. — « Attendu, dit l'arrêt, que la démence est exclusive de la volonté, et par conséquent du crime ou du délit, qui, sans le concours de la volonté, ne saurait exister; que l'excuse, au contraire, présuppose l'existence du délit commis volontairement, puisqu'elle a pour objet de le modifier dans sa nature et dans ses effets, soit en atténuant la culpabilité, soit en mitigeant la peine; que, par ces motifs, la loi n'a pas considéré la démence comme une excuse, puisque les articles 65 C. P. et suivants ne la comprennent point parmi les circonstances rendant l'accusé excusable, et que l'article 64 C. P. la rappelle, non comme excuse d'un crime ou d'un délit commis, mais comme la circonstance présuppositive de l'existence d'un crime ou d'un délit quelconque (1). » Partant de ces principes, l'arrêt décide qu'au cas de démence, la question de démence ne saurait être posée au jury, parce qu'elle se trouve implicitement comprise dans la question principale.

Dans la complète ivresse, on ne peut ni mériter ni démériter pour un acte commis pendant que dure cette maladie. — Aussi, critiquions-nous avec raison cette inexplicable condamnation à dix ans de travaux forcés, de ce malheureux paysan des bords de l'Elbe qui, saisi du délire de l'ivresse et en proie à une hallucination qui lui persuade qu'il est entouré d'ennemis, frappe son ami et le tue. Était-il coupable? Avait-il *voulu* commettre une action criminelle et condamnée par la loi pénale? Non; il a cru, dominé par son délire, qu'il ne faisait qu'user de son droit légitime de défense, et, de retour près des siens, toujours sous le coup de la même idée, il raconte ce qu'il croit lui être arrivé. Bientôt il apprend la triste vérité; mais alors seulement il connaît son action. — Où rencontre-t-on ici, humainement, la

______

(1) Sirey, t. 17-1-17.

justification de la flétrissure infligée à cet aliéné? — Heureusement les tribunaux étrangers ne nous offrent pas que des exemples aussi déplorables, et M. le docteur Roesch nous rapporte un fait, qu'il doit à une communication du professeur Pommer, de Zurich, qui atteste que même l'état moral qui succède aux paroxysmes d'une ivresse prolongée, mérite d'être soigneusement pris en considération : — Un homme adonné, du reste, à la boisson, après avoir passé cinq semaines dans une ivresse presque continuelle, tua sa femme à jeun, par suite d'hallucination du sens de l'ouïe; sur l'avis des médecins, le tribunal déclara cet homme irresponsable, et le soumit à la surveillance de la police. Comment pourrait-on décider autrement, puisque, dans l'ivresse complète, que M. le docteur Racle désigne sous le nom d'ivresse *forte,* les individus n'ont pas conscience de leurs actes, et se livrent à des violences ou à des crimes dont ils ne conservent pas le souvenir (1).

Faut-il une nouvelle preuve que la règle de l'article 64 C. P. embrasse et comprend tous les cas d'absence des facultés intellectuelles? Nous la trouvons dans un arrêt de cassation qui déclare que l'épilepsie, pendant que dure l'accès, peut être assimilée à la démence, et que le crime commis à ce moment ne

---

(1) Racle, *De l'Alcoolisme,* p. 47.

peut entraîner de peine, précisément parce que la peine ne trouve son explication que dans la violation du devoir (1). Cependant l'épilepsie, à proprement parler, n'est pas la démence (2); elle n'est pas plus la folie; seulement elle y conduit tôt ou tard; mais, comme l'ivresse, elle enlève toute possibilité de discerner le juste de l'injuste, elle paralyse momentanément le cerveau, et le magistrat demeure dans l'impuissance de frapper un acte que son agent n'a pu apprécier. L'arrêt que nous citons consacre ce grand principe que, chaque fois qu'une action se produit, quand il y a désorganisation de l'intellect, on ne rencontre plus qu'un être désorganisé et irresponsable, qu'un aliéné, un dément ou un idiot. Pourquoi l'épilepsie enlève-t-elle la responsabilité? C'est parce que les perturbations

---

(1) Sirey, 20-1-493, arrêt du 8 frimaire an XIII.

(2) Les symptômes de l'épilepsie sont tellement extraordinaires, tellement au-dessus de toute explication physiologique, les causes organiques de cette maladie sont tellement inconnues, que les anciens ont cru qu'elle dépendait du courroux des Dieux. Quoique Hippocrate ait combattu ce préjugé, il a conservé à l'épilepsie le nom de *maladie sacrée*. Arétée l'appelle *mal d'Hercule*. C'est le *morbus comitialis* de Pline; le *morbus sacer et major* de Celse; le *morbus sonticus* d'Aulu-Gelle; le *morbus caducus* de Paracelse. Les auteurs sacrés donnent le nom de *lunatiques* aux épileptiques. L'épilepsie, confondue avec l'éclampsie par beaucoup de modernes, est désignée en France par les noms de : *mal caduc, mal de terre, mal de Saint-Jean, mal des enfants.* Dans l'ouest de la France, on appelle les épileptiques, *tombeurs*. (Esquirol, t. Ier, p. 137.)

violentes qu'elle cause amènent, ainsi que le reconnaît Esquirol (1), l'oblitération du cerveau et de ses fonctions, parce que ce mal enfin, comme l'observe Arétée, *caput obsidet* (2).

L'ivresse assurément *caput obsidet ;* elle détruit l'entendement, puisque le cerveau ne perçoit plus, que l'homme a disparu avec la faculté de penser : alors une impulsion toute physique, toute matérielle est substituée à la volonté consciente et raisonnante.

Où en arrive-t-on enfin, si l'on ne veut pas se rendre à l'évidence et admettre, avec l'expérience et la médecine, que l'article 64 C. P. est applicable à l'ivresse complète? On se place alors dans une impasse; car on consacre deux solutions différentes pour l'appréciation d'un même fait, suivant qu'il s'agira d'une question civile ou d'une question criminelle. En matière civile, en effet, la doctrine comme la jurisprudence admettent l'ivresse, soit comme pouvant donner lieu à rescision des contrats, soit comme les résolvant de plein droit. Ces principes sont appuyés sur ce motif que, tout contrat exigeant une volonté *libre* et *raisonnée,* la survenance de l'ivresse a détruit et la *liberté essentielle* à la perfection du contrat et la raison qui la guide. Cette doctrine très-fondée est le triomphe de

---

(1) Esquirol, t. Ier, p. 141.

(2) *Artis medicœ principes,* de Haller, t. V, p. 28.

la non-imputabilité. — Est-ce que, par hasard, ce qui deviendra nul en matière civile, parce que la volonté légale manque complétement, serait valable quand, au lieu d'une question d'argent, il s'agira de l'honneur ou de la liberté d'un citoyen? Non; ce qui est indispensable au premier cas, le discernement, l'est très-positivement au second.

Cependant, quelques auteurs, après avoir admis la nullité en matière civile, ont cherché à justifier un avis différent au criminel. Ainsi, Pufendorff, après avoir établi que le consentement ne peut être valable que moyennant une volonté existante et réfléchie, ajoute (1) : « Que l'ivresse suffit pour rendre les conventions nulles, dans ce temps où l'esprit de l'homme ivre est pour ainsi dire détraqué. Néanmoins, s'il s'agit d'un crime, à l'égard de l'ivresse extrême il se présente une difficulté qu'il est bon de résoudre. Tout le monde convient que le vin ne rend pas pardonnables les fautes qu'il a fait commettre. En effet, quoiqu'un homme ivre ne sache pas ce qu'il fait, comme il a volontairement pris avec excès d'une liqueur dont il connaissait les effets, il est censé avoir consenti à toutes les suites de l'ivresse. Mais ne s'ensuit-il pas que les promesses d'une personne qui est en cet état obligent véritablement? Je réponds que non, et ma raison est qu'il y a une

---

(1) Puf. *Dr. de la nat.*, liv. III, ch. VI, n° 5.

11.

grande différence entre l'effet des crimes et l'effet des obligations que l'on contracte volontairement. »

Ce n'est pas sans étonnement que l'on voit cette doctrine soutenue par un esprit philosophique aussi élevé que l'était celui de Pufendorff. Comment, après avoir consacré que, pour l'obligation civile, le consentement de l'homme ivre n'a pu être donné, parce que son cerveau est *détraqué,* peut-on affirmer que, s'il s'agit d'un crime commis dans un état d'extrême ivresse, la peine doive être appliquée? — Parce que celui qui absorbe trop de boissons est *censé* consentir à l'avance à toutes les suites de l'ivresse, et, en vertu de cette fiction, il sera légitime d'envoyer un homme à l'échafaud?..... Sur quoi repose donc cette dangereuse opinion, à l'appui de laquelle on n'apporte aucun argument satisfaisant?

Pufendorff confond deux ordres de faits bien distincts. Ce qui le détermine à punir l'acte de l'homme ivre, n'est pas cette circonstance que l'agent a eu conscience qu'il faisait mal; non : il commence par avouer que son cerveau est incapable de perceptions; mais il est impitoyable, entraîné par cette fiction, que l'ivrogne est *censé* avoir adhéré volontairement à toutes les conséquences de l'ivresse. De sorte que, pour punir le *péché* d'ivresse, suivant l'expression de Heinroth, on pourra justement dire à l'homme honnête qui ne se sera jamais enivré, qui vient à s'oublier et qui, dans les fumées du vin, aura commis un délit ou un crime :

Vous devez être puni. Vous n'avez pu ni apprécier ni peser l'infraction au devoir qui vous est reproché ; mais il importe peu : je suppose que vous avez dû y consentir en vous enivrant. — Il faut supposer, enfin, que l'homme qui boit outre mesure entrevoit, avant d'avoir perdu la raison, qu'il va commettre un crime, et que néanmoins il ne s'arrête pas. Vainement ce condamné d'avance dira-t-il que nulle pensée mauvaise n'a germé dans son cœur : on lui répondra victorieusement : Vous étiez ivre : vous êtes *censé* coupable ; vous serez frappé très-effectivement et sans miséricorde.

Ce système du savant auteur allemand ne peut faire école : il applique à tous les cas d'ivresse les principes qui doivent prévaloir, comme nous l'examinerons bientôt, à l'ivresse préméditée ; il érige l'exception en règle absolue. Très-certainement, le magistrat comme le juré ne se laisseront pas égarer par cette doctrine désastreuse. Ceux auxquels la société a conféré la mission de juger les actions humaines, n'oublieront jamais ce devoir premier et essentiel, qu'avant de frapper, il faut rencontrer une action *volontairement* consentie.

M. Solon est tombé dans la même erreur, dans son Traité des Nullités. Il commence par établir très-nettement : « Que l'ivresse, lorsqu'elle est portée au point de faire perdre la raison, produit la nullité de tous les contrats et actes que fait, pendant qu'elle dure, celui qui en est atteint. L'ivresse est une véritable démence : elle nous prive de nos facultés ; et soutenir que celui qui s'est obligé en cet état, est véritablement obligé, a su ce qu'il faisait, c'est blesser les lois de la justice, c'est faire violence à la raison. » Voilà une théorie très-précise ; pourquoi la déserter et venir, quelques pas plus loin, la démanteler et se rattacher à l'avis du Pufendorff ? — « En matière criminelle sans doute, ajoute M. Solon, il eût été dangereux pour la société d'admettre l'ivresse comme une excuse ; c'eût été donner une trop grande facilité de commettre le crime ; c'eût été, en quelque sorte, lui donner un brevet d'impunité, et la morale et la raison commandaient de considérer l'ivresse comme une faute de plus ; mais, en matière civile, de pareils dangers n'existent pas : il faut s'en tenir aux principes généraux, suivant lesquels une volonté éclairée et capable de savoir à quoi elle oblige peut seule servir de fondement à une obligation. Or, l'homme pris de vin n'a plus de raison et ne peut pas plus valablement vouloir que l'homme en délire ; dès lors, l'engagement qu'il a pris est nul, pour défaut de consentement. »

M. Solon va plus loin que Pufendorff : il nous ramène à la loi de Pittacus, et son système est tellement contradictoire, qu'il suffit à l'homme le moins versé dans la science du droit de le lire une seule fois, pour reconnaître combien il est vicieux. — Si l'ivresse constitue une faute de plus, il y a alors deux fautes :

l'ivresse et le fait dommageable. Pour la première, il n'existe pas de loi répressive; pour le délit, la loi l'atteint il est vrai, mais à une condition : c'est d'avoir agi avec connaissance, avec *intention mauvaise;* sans cela, pas de peine applicable. Et voici, qu'alors qu'il n'existe aucune intention, puisque le cerveau est mort, on appliquerait la peine qui ne doit jamais l'être quand l'intention perverse n'apparaît pas, — parce que l'ivresse, prétendez-vous, engendre une faute de plus! L'ivresse étant une faute, flétrissez-la : nous nous joindrons à vous, puisqu'une loi sévère n'a pas encore été édictée contre ce vice; mais ne dites pas que l'ivresse autorise l'application d'une peine à un délit séparé et distinct; ou alors vous en faites, de votre propre autorité, une circonstance aggravante, qui peut se formuler ainsi : Il n'y aura ni crime, ni délit, lorsque le prévenu était, au temps de l'action, privé de sa raison, en délire ou en démence; dans ce cas, les obligations civiles seront nulles pour défaut de consentement, mais la responsabilité criminelle demeurera. — Pourquoi? Parce qu'il y avait ivresse. — Mais c'est uniquement parce qu'il y a ivresse qu'il ne peut y avoir de consentement. Si donc ce consentement essentiel n'existe plus, en vertu de quelle loi frappera-t-on l'aliéné?

Comment! en principe, pour constituer une obligation, il faut une volonté éclairée et capable de savoir à quoi elle s'oblige. On confesse que l'homme, sous l'influence de la complète ivresse, n'a plus d'intelligence; qu'il est en délire, affecté d'une démence réelle; que ce serait violenter la raison que d'avoir égard à ses actions, qui ne renferment aucun des éléments constitutifs de la volonté : et voilà que, statuant sur la portée légale d'un fait de ce même homme en démence, sans prendre garde que, si l'on respecte la loi civile, on viole la loi criminelle, on prononcera sa condamnation. Nos lois, Dieu merci, ni dans leur texte, ni dans leur esprit, ne contiennent cette disposition draconienne.

Ah! il est vrai qu'on ne donne, pour fortifier un pareil sentiment, aucun motif; mais comme il ne suffit pas de dire et de répéter : La morale le veut ainsi, quand on demande l'application d'une peine, nous sommes en droit d'exiger, à l'appui d'une pénalité toujours grave, une justification; cette justification ne réside que dans la loi, qui délègue à la justice le pouvoir de punir : si ce droit n'a pas été conféré, le châtiment n'est plus qu'un acte arbitraire et inique.

La doctrine de M. Solon n'est protégée par aucun texte; légalement, elle est inacceptable et contradictoire. Il invoque la morale. Sur ce terrain, nous lui répondrons que la morale ne veut que ce qui est juste, et la raison nous ordonne de n'accepter que ce qui ne blesse pas les sentiments les plus respectables du cœur. L'homme ivre étant frappé de cécité intellectuelle, agissant comme la brute, ne comprenant pas plus ce qu'il fait qu'elle, comme la brute il est irresponsable : voilà ce que nous dit la raison.

La loi humaine s'est toujours conformée à ces principes; notre Code pénal l'indique manifestement par ces mots : *volontairement, frauduleusement*, qui attestent qu'avant de frapper, il faut trouver une volonté consciente de sa perversité. Nous voyons encore, au chapitre unique du livre second du Code pénal, qui renferme l'article **64**, que le législateur, avant d'autoriser l'application d'une peine, s'est toujours préoccupé de l'intention de l'agent et du degré de développement de son intelligence; aussi, alors même qu'il n'y a plus absence d'entendement, comme au cas de l'article **64**, mais que l'agent jouit de la plénitude de ses facultés, si, à raison de son âge, on peut croire qu'il n'avait pas tout le discernement nécessaire pour apprécier l'étendue de l'acte par lui perpétré, la plus grande latitude est laissée aux magistrats pour acquitter, s'il est jugé qu'il a agi sans discernement. Rendons-nous donc à l'évidence, puisque, d'après notre loi, celui qui, quoique jouissant de ses facultés, n'a pu, vu son âge, se rendre un compte exact de la gravité de ses actes, est protégé par l'article 66 C. P.; que, d'autre part, alors même qu'il est déclaré avoir agi avec discernement, il y a en sa faveur, suivant l'article 67 C. P., une modification de pénalité, parce qu'il ne possède pas toute l'intelligence de l'âge mûr; reconnaissons donc que, d'après ces principes fondamentaux, qui font de la volonté réfléchie et libre un élément *essentiel* de l'infraction punissable, que l'homme totalement privé de raison par l'ivresse, est irresponsable (1).

L'erreur de droit dans laquelle est tombé M. Solon, a été commise par un autre jurisconsulte : M. Sacase, dans une savante monographie, dépeint le trouble que l'ivresse jette dans l'entendement; mais il croit que ce qui est vrai pour les contrats civils, pourrait bien être faux en matière criminelle; il dit : « L'ivresse est aussi une folie temporaire. Il est bien vrai qu'à la différence de la folie prolongée, elle est volontaire dans sa cause;

---

(1) Art. 66 C. P. — Lorsque l'accusé aura moins de seize ans, s'il est décidé qu'il a agi sans discernement, il sera acquitté ; mais il sera, selon les circonstances, remis à ses parents, ou conduit dans une maison de correction, pour y être élevé et détenu pendant tel nombre d'années que le jugement déterminera, et qui toutefois ne pourra excéder l'époque où il aura accompli sa vingtième année.

Art. 67 C. P. — S'il est décidé qu'il a agi avec discernement, les peines seront prononcées ainsi qu'il suit : S'il a encouru la peine de mort, des travaux forcés à perpétuité, de la déportation, il sera condamné à la peine de dix à vingt ans d'emprisonnement dans une maison de correction. S'il a encouru la peine des travaux forcés à temps, de la détention ou de la réclusion, il sera condamné à être renfermé dans une maison de correction pour un temps égal au tiers au moins et à la moitié au plus de celui pour lequel il aurait pu être condamné à l'une de ces peines. — Dans tous les cas, il pourra être mis, par l'arrêt ou le jugement, sous la surveillance de le haute police, pendant cinq ans au moins et dix ans au plus. S'il a encouru la peine de la dégradation civique ou du bannissement, il sera condamné à être enfermé d'un an à cinq ans dans une maison de correction.

mais quand elle a envahi les sens d'une manière complète, son effet n'en est pas moins involontaire et fatal. On peut bien, en droit criminel, décider qu'étant par elle-même un acte volontaire et répréhensible, l'ivresse ne doit pas constituer une excuse, car alors c'est d'une question de moralité qu'il s'agit; mais comme, en droit civil, il n'y a lieu que de s'enquérir de la liberté du consentement, qui est de l'essence des conventions, la manière dont l'ivresse est acquise n'a aucune importance à ce point de vue : il suffit, pour que la convention faite pendant la durée de cet état soit nulle, d'établir que la pensée de celui qui s'est obligé n'était plus maîtresse d'elle-même, et que sa conscience avait perdu sa lucidité (1). ,

Ce principe posé que l'ivresse, produisant la folie, empêche l'existence de la convention pour défaut de consentement valable, est-ce que l'on peut reconnaître une exception en matière criminelle? Mais non : la première condition impérativement commandée consiste à s'enquérir de la liberté du consentement. M. Sacase reconnaît qu'elle fait défaut : il ne saurait donc persister à frapper un acte machinal, survenu sans liberté de consentement de l'agent; ou il arriverait à frapper l'acte matériel, abstraction faite de toute volonté cou-

---

(1) Sacase, *De la Folie dans ses rapp. avec la cap. civ.*, p. 45. Paris, 1851.

pable. A M. Sacase nous opposons M. Sacase : « Si l'ivresse est volontaire dans sa cause, ajoute-t-il, son effet, quand elle a envahi complétement les sens, n'en est pas moins involontaire. » Voilà un aveu formel : si les effets de l'ivresse ont pour cause nécessaire d'empêcher l'intelligence de réglementer une volonté qui a fui, engager à punir l'acte qui surgit à ce moment, c'est encourager le châtiment d'un fait involontaire. Voilà pourtant où nous amène cette distinction impraticable, au cas de complète ivresse, entre l'invalidité des actes de la vie civile pour défaut de consentement, et la responsabilité des actions maintenue au criminel, alors que la même impossibilité de consentement existe que dans le premier cas. M. Sacase reconnaît que l'ivresse est une *folie temporaire;* il ne saurait rationnellement, pendant que dure la crise, faire son choix des actes de l'aliéné, absoudre les uns, frapper les autres, puisque les uns et les autres se produisent sans volonté.

L'ivresse paralysant l'intelligence, qui est alors oblitérée par une démence passagère, elle enlève forcément toute faculté de discerner le juste de l'injuste. Soutenir le contraire, c'est maintenir que le poison ne cause pas la mort, qu'un narcotique ne produit pas le sommeil.

M. Merlin, après s'être étonné que la plupart des docteurs aient disserté aussi sérieusement qu'ils l'ont fait pour savoir si l'ivresse était une excuse, maintient d'abord que l'ivresse est une espèce de *délit public*, dont la punition est réservée à la sagesse du juge; de sorte que le crime commis durant l'ivresse ne saurait s'excuser par un fait qui est lui-même contre la loi. L'opinion de ce grand maître est-elle déterminante? Elle ne repose que sur l'avis qu'il émet que l'ivresse doit être érigée en espèce de délit public. En matière criminelle, il n'est permis de créer ni des délits, ni des espèces de délits; il faut, pour qu'un délit existe, que la loi pénale l'ait formellement indiqué. Bientôt cependant notre savant jurisconsulte arrive forcément à des distinctions: il reconnaît l'ivresse accidentelle et l'ivrognerie, vice d'habitude ou ivresse volontaire. Lorsque, dit-il, l'ivresse est accidentelle, et que le délit n'est purement que l'effet de cette ivresse, elle est propre à servir d'excuse, parce qu'il est certain qu'elle ôte souvent la liberté de la raison; l'on doit croire que celui qui a commis une mauvaise action en cet état, n'avait plus cette liberté de raison, surtout lorsqu'on ne peut pas soupçonner en lui de motifs secrets pour la commettre.

Dans le second cas, il se montre plus sévère, et l'acte n'est guère excusable; ce n'est pas la faute du vin, mais dé celui qui l'a bu : « *Non culpa vini, sed culpa bibentis;* il a voulu la cause, il a voulu dès lors l'effet qui devait infailliblement s'en suivre. » C'est aller trop loin : l'ivrogne boit pour satisfaire son ignoble passion; il avale....., et c'est tout; il n'a pas d'idées.

Du reste, Merlin lui-même, dont la règle est d'abord absolue, ne se borne pas aux distinctions que nous avons signalées; il finit par déclarer que, en fin de compte, c'est aux juges à entrer dans toutes les considérations que les cas particuliers peuvent fournir, laissant ainsi une parfaite liberté d'appréciation. Cette liberté doit être remise au jury, qui n'aura, pour répondre par une négative, qu'à acquérir la conviction que l'acte incriminé a été perpétré durant la complète ivresse, c'est-à-dire pendant un accès de passagère folie; car ici, qu'on le remarque bien, il ne peut être question d'excuse que la loi ne reconnaît pas, mais de l'applicabilité de l'article 64 C. P.

Nous avons étudié jusqu'ici l'ivresse complète, celle qui, détruisant l'entendement, est toujours suivie d'une folie passagère, et qui exclut, par cela même, toute imputabilité à l'agent d'une action mauvaise commise en ce moment.

Il nous reste à rechercher les moyens de constater la réalité de l'ivresse, et les conséquences légales qui résulteront de cet autre genre d'ivresse que nous appellerons *ivresse légère*, qui, si elle oblitère et affaiblit l'entendement dans une certaine mesure, sera néanmoins impuissante pour amener une absolution complète, parce que l'intelligence n'a pas sombré comme dans le premier cas : elle n'est qu'obscurcie. La volonté sera bien vacillante sous l'influence des vapeurs du vin; mais l'excès n'ayant pas été continué au point de faire naître l'ivresse complète, la raison reste faiblement voilée, sans perdre la faculté de discerner le juste de l'injuste.

Observons ici que la loi pénale est conforme à la loi religieuse; et reconnaissons, avec ces deux législations comparées, que, là où il n'y a plus usage de la raison, il n'y a plus imputabilité: il ne reste plus qu'une *action involontaire incomprise,* pour cause d'ignorance, comme l'enseigne saint Thomas.

CHAPITRE QUATRIÈME

Nous avons démontré que l'ivresse complète, faisant
disparaître le libre arbitre, est exclusive de toute idée

de responsabilité. Ici, un écueil se rencontre : il faut éviter que, d'un principe vrai, on ne tente de tirer des conséquences qui ne seraient erronées que parce qu'on les appliquerait à des cas étrangers au principe posé. Il importe donc essentiellement, lorsque l'on veut sûrement apprécier les suites de l'ivresse complète, d'établir une différence bien tranchée entre l'ivresse complète *accidentelle* et l'ivresse complète *préméditée*.

Nous entendons par ivresse complète *accidentelle*, celle qui s'empare de l'homme sans qu'aucun projet coupable ait été formé à l'avance par lui, soit que, dans la chaleur d'un festin, il soit surpris par les fumées du vin ; soit que, cédant à son penchant pour l'usage des boissons, il s'enivre volontairement au point de perdre totalement la raison. Pour lui, toute la théorie de non-imputabilité que nous venons d'exposer doit être appliquée. « *Nunquam crescit ex post facto delicti æstimatio* (1). »

Nous entendons, au contraire, par ivresse complète préméditée, celle que le criminel se procure de sang-froid, pour assurer l'exécution d'un projet coupable, arrêté et formé par lui, avant d'avoir recours à l'excitation des spiritueux. Il est certain que, quand un homme, et l'on rencontre de ces exemples, dans la plénitude de sa raison, est dominé par l'idée du mal ;

---

(1) *Dig.*, liv. 138, de div. reg. juris.

que, pour étouffer tout sentiment honnête qui pourra surgir, il cuirasse sa volonté perverse contre toute défaillance en portant à ses lèvres la coupe empoisonnée, il y a ivresse *préméditée*. Ce genre d'ivresse constitue un moyen efficace pour atteindre un but condamné par la loi morale et par la loi pénale, et devient un argument terrible de la culpabilité non douteuse de l'accusé, puisque l'ivresse n'a été qu'un mode d'exécution, l'acte criminel prenant réellement naissance *avant* l'ivresse; en effet, la volonté est formelle, le dessein est arrêté, la tête n'a fait qu'armer par l'ivresse un bras qui frappera plus sûrement. Ici, le vin ne produit pas l'action comme au premier cas; elle ne fait que lui donner plus de certitude.

Déjà nous entendons murmurer le mot de contradiction, et le reproche que nous adressions à nos adversaires, dans le chapitre précédent, semble atteindre notre doctrine. Nous ne devons pas nous en émouvoir; nous ne le croyons pas mérité, par deux motifs : le premier, c'est que deux situations très-distinctes peuvent recevoir sans contradiction des solutions opposées, et qu'on ne saurait donner un bill d'absolution à un crime constant et *voulu* par son auteur; le second, c'est que, suivant nous, il n'est pas permis de soutenir que, dans l'ivresse préméditée, l'agent a agi machinalement. Non, ne perdons pas de vue que, ici, ce n'est pas l'ivresse qui a produit le crime; qu'elle ne devient, tout au contraire, que le moyen de réaliser un fait coupable préconçu, parfaitement séparé d'elle : il n'y a plus qu'un agent déterminé à le perpétrer, qui fortifie sa lâcheté par l'ivresse. On doit donc appliquer cette maxime du droit romain : « *Perseverantia apparuit, judicium animi fuisse* (1). »

L'homme qui abuse des spiritueux pour commettre un crime, dans ce but proposé, est évidemment coupable; il se trouve dans la situation de ces nègres de l'Inde dont parle Cabanis, « qui, pour s'exciter, prennent de fortes doses d'extrait de chanvre et d'opium mêlés ensemble, et s'élancent avec fureur, le poignard à la main, dans les rues et frappent tout ce qu'ils rencontrent, jusqu'à ce qu'une foule armée, se réunissant contre eux, les extermine enfin comme des bêtes féroces (2). » — Dans cette situation, on se trouve bien réellement en face d'un vrai coupable, puisque l'on rencontre une volonté consciente, déterminée, non équivoque; il importe alors à la sécurité de la société que la juste sévérité de la loi soit appliquée au crime *intentionnellement* commis.

Nous voici, sur cette question d'imputabilité, en désaccord avec M. Roesch, dont nous avons souvent invoqué l'autorité. Ce médecin maintient que cette théorie ne serait vraie qu'appliquée à un faible degré

---

(1) *Dig.*, liv. 48, de div. reg. juris.
(2) Cabanis, *Rapp. du phys. et du mor. de l'hom.*

d'ivresse, et non à l'ivresse complète; il justifie ainsi son opinion : « Une noirceur que médite un homme peut également n'arriver à maturité parfaite que par l'influence de l'ivresse; car, de même que celle-ci exalte les sentiments de bienveillance, de même aussi, dans d'autres occasions, elle donne plus de vivacité à ceux d'égoïsme et de vengeance. A la vérité, cette objection semble avoir peu d'importance, puisqu'on peut toujours dire que celui qui a médité une mauvaise action de sang-froid, pour l'accomplir dans l'ivresse, a conservé, avec intention, la propension au crime, et que l'alcool a seulement prêté son feu à sa lâcheté; mais ceci n'est vrai que d'un faible degré d'ivresse : à un plus haut degré, au dernier de tous, quand la raison est totalement perdue, le motif qui avait donné l'impulsion à l'âme avant l'usage des boissons, peut bien encore se présenter à elle comme un vague souvenir, et il est possible qu'en vertu de cette direction, qui s'est maintenue d'une manière à peu près mécanique, l'homme ivre accomplisse une action résolue à jeun, sans conserver la conscience du but, de la nature et des suites de cette action. L'homme ivre se trouve ici dans le cas du rêveur, à qui ses songes représentent des choses dont il s'était fortement préoccupé avant de s'endormir » (1).

---

(1) Roesch, *De l'Abus des boiss. spir.*

Nous combattons ces conclusions adoptées par M. Roesch, plutôt à l'état de conseil, de possibilité, qu'à l'état de vérité acquise; son opinion sur cette question ne présente pas cette vigueur que l'on rencontre dans toutes les autres parties de son étude. Il ne pouvait en être autrement; car sa doctrine fournit des arguments puissants, qui déterminent une conclusion contraire à la sienne. Il avoue, en effet, qu'une noirceur *méditée* n'arrivera souvent à maturité que par l'influence de l'ivresse, et qu'il se peut qu'alors même qu'il y a complète ivresse, le motif qui avait donné l'impulsion à l'âme avant l'usage des boissons, peut encore se présenter à elle comme un vague souvenir, et qu'il est possible qu'en vertu de cette direction, l'homme ivre accomplisse une action résolue à jeun. Ces raisons feraient disparaître de notre esprit tous les doutes, si nous en avions jamais conçu sur la solution à appliquer. Puisque nous sommes en face d'une volonté réfléchie, qui a étudié les moyens d'assurer le crime, qui a fait son choix de l'ivresse, qui *exalte les sentiments d'égoïsme et de vengeance*, et ce mode déterminant employé, l'action est déjà commencée; jamais, dans semblables circonstances, nous n'accepterons l'irresponsabilité de l'agent.

M. Roesch, en avouant que l'idée arrêtée peut se présenter à l'âme dans l'ivresse comme un souvenir, et aider, favoriser l'exécution d'un acte résolu de sang-froid, fait bien disparaître toutes les incertitudes. Quand on a saturé son âme de la volonté du crime, et que, s'enivrant, on vient accomplir son projet, il est positif que l'on n'a pas perdu la conscience du but proposé. La pensée du crime, alors, s'est très-*volontairement* emparée de toute l'économie; elle a été fortifiée par les libations coupables, qui n'ont noyé que les bons sentiments en aiguillonnant les mauvais.

La vérité de la puissance du but survivant à l'ivresse est démontrée par le même auteur, puisqu'il assimile, dans ce cas, l'homme ivre au rêveur qui reste dominé par les idées dont il s'était vivement préoccupé avant de s'endormir. Si donc l'intention dont on a nourri sa volonté, le but que l'on veut demeure et persiste, n'est-il pas médicalement vrai, légalement incontestable, que celui qui veut le crime, qui sait qu'il arrivera sûrement à l'acte projeté en employant l'ivresse, est un coupable, et coupable avec cette aggravation qu'il a voulu le crime en s'enlevant tout moyen de reculer.

La persistance du projet médité est encore attestée par les effets d'un autre genre d'ivresse, que les Orientaux se procurent par l'opium, effets qui, par analogie, peuvent répandre quelque jour sur notre question. — Dès que ces peuples ont pris une dose d'opium suffisante pour les enivrer, ils entrent dans la disposition d'âme et d'esprit que leur projet était de se procurer. « S'ils veulent, par exemple, se mettre en colère, en fureur, avant d'avaler l'opium, ils commencent par exciter en eux des sentiments moroses et querelleurs; en un mot, quelque passion haineuse, et, après une légère ivresse, ils entrent dans un accès de la plus violente colère, qui leur fait affronter ou même méconnaître le danger, et les rend implacables, sans commisération : ils se précipitent alors avec une rage effrénée sur tous ceux qu'ils rencontrent, même sur ceux qu'il n'entre pas dans leurs projets primitifs d'assaillir, et ils deviennent capables des plus mauvaises actions. »

Ne voit-on pas maintenant l'énorme différence qui sépare ces deux genres d'ivresse? Dans l'ivresse *accidentelle,* si l'on est fondé à reprocher au buveur son intempérance, il n'est du moins pas coupable : il s'endort exempt de crime; son cerveau ne cherche pas dans les vapeurs du vin un moyen d'affermir l'exécution d'un but coupable arrêté, il n'a été sillonné par aucune conception coupable; s'il s'enivre, même volontairement, ce n'est pas pour accomplir sa vengeance ou exécuter un crime : non; il est inoffensif alors pour la société; c'est un intempérant, un homme très-blâmable, puisqu'il abdique son intelligence; mais si, dans cette disposition d'esprit, il abuse des spiritueux, que l'ivresse se produise et avec elle le délire, la folie, serait-on juste en soutenant qu'il a conscience des actes criminels qui adviendront alors, et auxquels l'homme pensant a toujours été étranger? Nous disons que non, et nous appliquerons l'article 64 C. P.

Quand il s'agit de l'ivresse *préméditée,* au contraire, que rencontre-t-on? Un homme déjà criminel à sang rassis, dont le plan est irrévocablement jalonné; un homme qui veut le crime, qui l'a arrêté, et qui, déjà criminel par l'intention, dans sa crainte de ne pas l'accomplir, a recours au plus ignoble des stimulants : ici, l'article 64 C. P. est sans portée, puisqu'il y a crime *librement* et froidement conçu.

La loi autrichienne, dont nous avons relaté plus haut les dispositions, se fondant sur l'intention criminelle, a très-sagement fait cette distinction en admettant : « Que nulle action ne constitue un délit quand l'auteur est en état d'ivresse, *à moins qu'il ne s'y soit mis dans l'intention directe de commettre le délit.* » Aussi nous rangeons-nous complétement à l'avis du docteur Mittermaier, quand, s'appuyant sur ce fait maintenu par lui comme constant, que l'esprit conserve la direction qui lui a été donnée vers le crime prémédité, il affirme que l'accomplissement du projet criminel résulte d'une volonté libre et, par conséquent, entraîne une responsabilité absolue (1). La doctrine de Tittman est identique : il exige, pour que l'acte commis dans l'ivresse ne soit pas imputable, que l'on ne se soit pas enivré avec l'intention du crime.

Il nous reste à examiner un autre genre d'ivresse

---

(1) Mittermaier, *Ueber den Einfluss der Trunkenheit auf die Zurechnung*, dans le *Neues arch. des criminalrechts*, 1830, t. XII, cah. Ier, p. 37.

qui, sans priver totalement l'homme de sa raison, et sans le ravaler au niveau de la brute, a cependant une certaine influence sur son intelligence et altère en partie ses facultés : nous avons désigné l'ivresse *légère*, celle qui exalte et embrouille seulement les idées, comme le dit le docteur Racle, et n'est accompagnée que d'une simple titubation.

L'ivresse légère, pas plus que l'ivresse complète, ne constitue une excuse dans notre Code pénal. Les actes commis en état d'ivresse ne sont pas excusables, ainsi que nous l'avons déjà observé; ils sont non imputables, par conséquent non punissables, en raison d'une maladie produite par l'ivresse, maladie qui anéantit le libre arbitre en amenant l'aliénation, la folie, le délire ou les hallucinations. Lorsque l'ivresse est complète, pas de difficultés : l'être intelligent est mort; aussi M. Damiron, tout en définissant l'ivresse une folie artificielle, est-il obligé de reconnaître qu'elle produit tous les effets des autres genres d'aliénation, et qu'une fois que son effet est entier, il n'y a plus de libre arbitre. — Mais que décider au cas d'ivresse légère?

L'ivresse légère laisse très-certainement à l'homme partie de son entendement, partie de son libre arbitre; mais si la maladie n'est pas complète, si elle n'a pas atteint sa période aiguë, comme dans le premier genre d'ivresse, il est certain néanmoins qu'il y a incohérence d'idées, confusion, nuage sur les pensées, état maladif du cerveau, qui ne fonctionne plus avec la rectitude qu'il possédait avant l'ivresse; de sorte que, s'il ne peut y avoir absolue responsabilité, il ne peut non plus y avoir complète irresponsabilité. « Tant qu'il nous reste un rayon d'intelligence, a dit un savant jurisconsulte napolitain; tant que nous voyons le but vers lequel nous tendons, et que nous agissons dans ce but, nous pouvons dire que notre volonté est fortement entraînée dans un sens, mais non que nous agissons par une action purement mécanique, sans aucune volonté, ni aucun discernement (1). » De sorte qu'il importe, dans ce cas spécial, de tracer la limite de responsabilité que doit encourir l'auteur d'un fait répréhensible. Ce sera évidemment une responsabilité limitée, proportionnée à la diminution de discernement que l'état maladif apporte au cerveau; mais ce ne sera jamais l'impunité, puisqu'il y a encore perception des notions du juste et de l'injuste. L'ivresse légère apportant à l'activité de l'âme des modifications et des restrictions, les jugements perdant pendant qu'elle dure leur justesse, restent indubitablement incomplets et hasardés; la répression doit donc être graduée sur l'état du malade, dont l'acte n'est pas l'œuvre d'une volonté parfaite, mais d'une volonté imparfaite; car, si le cerveau fonctionne, ses perceptions demeurent amoindries et inexactes. Tout en appliquant la loi, il

---

(1) Nicola Nicolini, trad. de Flotard. Paris, 1851.

est équitable de tenir compte de l'état de stupeur du cerveau, qui rend impossible une liberté entière et réfléchie.

Ce que nous disons de l'ivresse légère restera toujours inapplicable à celui qui sera, comme on dit vulgairement, échauffé par le vin. Friedrich ne veut même pas que cette période soit considérée comme ivresse, parce que l'ivresse emporte désordre et confusion dans la tête ; or, ici, il n'y a pas maladie du cerveau : on ne rencontre qu'une légère surexcitation, donnant de l'activité souvent aux pensées, laissant entiers tous les organes du libre arbitre. Il n'est pas possible de confondre cet état avec l'ivresse, qui comporte toujours désorganisation du cerveau, plus ou moins sérieuse, suivant le degré d'ivresse. Trotter, parlant de l'homme seulement échauffé par le vin, n'hésite pas à dire : « Que si le prêtre de Bacchus s'en tenait toujours là, il faudrait se montrer indulgent envers lui. »

L'ivresse apportant des modifications très-marquées dans l'appréciation des actions, il est indispensable d'indiquer par quels moyens on arrivera à constater le degré de sa gravité, puisque, avant d'absoudre, comme de condamner, il faut une conviction basée sur des données déterminantes. — Ici se présente un écueil qu'il faut éviter ; ce n'est pas, en effet, l'usage du vin qui amène les conséquences que nous déplorons si souvent, mais son usage immodéré seulement. Souvent une grande quantité de liquides sera impuissante à produire l'ivresse sur certains tempéraments, tandis que, chez d'autres, quelques verres surprendront l'homme et l'anéantiront dans l'ivresse.

Rien n'est absolu en cette matière : il faut toujours rechercher les habitudes, étudier le tempérament du sujet, et s'enquérir avec soin de la nature du liquide absorbé; ces éléments conduiront à se rendre un compte exact de l'état de perturbation. Mais vouloir juger uniquement d'après la quantité de liquide consommé, est s'exposer sûrement à l'erreur. — Nous avons connu dans l'un des vignobles de la Loire-Inférieure (canton de Saint-Philbert-de-Grand-Lieu), trop renommé pour ce que dans ce pays on qualifie de *beaux buveurs*, un cultivateur (1) auquel il fallait des quan-

---

(1) La réalité de l'hérédité de cet ignoble vice semble justifié par l'exemple de E... G... que nous rapportons. Son père, homme d'une stature et d'une force exceptionnelles, était puissant à boire. Déjà âgé de 62 ans, il ne travaillait plus, et passait ses journées près de ses chères barriques; lui-même estimait de 20 à 25 litres le liquide qu'il absorbait chaque jour; il était dans le vrai : nous avons connu, pendant les dix dernières années de sa vie, cet hercule qui a toujours défié Bacchus; jamais nous ne l'avons vu ivre. Après les plus copieuses libations, son visage devenait pourpre, sa parole un peu pâteuse; mais il ne déraisonnait, il marchait droit, il comprenait, il n'était pas ivre. A 70 ans, il s'alita, tomba dans une faiblesse extrême; les doigts de ses mains semblaient gangrenés et vouloir se détacher dès que l'on y touchait; il mourut le verre à la main.

tités prodigieuses de vin pour engendrer l'ivresse : ce pauvre fou, déjà plein de vin, gageait souvent de boire, en trois heures, quinze litres de vin, et d'aller ensuite labourer son champ; si la charrue déviait en ses mains et si le sillon par lui tracé n'était pas irréprochable, quant à la rectitude de la ligne, il perdait sa gageure. Il est de notoriété, dans le pays, qu'il sortait toujours vainqueur de cette triste épreuve.—Il avait encore, dans son répertoire d'ivrogne, ce qu'il nommait sa bataille rangée : elle consistait à placer sur une table douze petits zouaves, ainsi appelés, parce que jamais aucun d'eux n'avait reculé. Ces zouaves de son imagination en délire étaient douze verres de vin (trois litres environ); il pariait, le prix de ce vin seulement, que, pendant que midi sonnerait au hameau de son village, tous ces zouaves entreraient dans la citadelle. — Le douzième verre était toujours englouti dans ce tonneau humain au onzième coup, et il s'en faisait un titre de gloire. — L'absorption des quinze litres de vin, toujours après des libations antérieures, ne produisait chez cet homme qu'une grande pesanteur de tête et la paralysie partielle de la langue : il ne pouvait émettre que des sons inarticulés, inintelligibles; il ne chevauchait pas sur ses jambes; cette dose énorme n'avait pas détruit l'entendement, il concevait encore, et si, par hasard, il rencontrait son propriétaire, il l'évitait avec soin et se cachait de lui. Sitôt que la parole lui était revenue, il donnait les preuves les plus manifestes qu'il n'avait pas un seul instant perdu la liberté de penser : l'ivresse n'était pas née. Une fortune honorable fut promptement dissipée par lui; le chagrin le gagna; il se mit à boire de l'eau-de-vie : ce fut sa mort. Cette boisson le dompta rapidement; elle amenait chez lui la complète ivresse, ivresse de plomb : il tombait alors comme foudroyé, et demeurait abruti des journées entières. A son réveil, son regard était vague, incertain, hagard, et décelait que la désorganisation du cerveau n'était pas effacée. Bientôt, ce malheureux ne prit presque plus d'aliments; il buvait, cela lui suffisait. A 55 ans, il tomba dans un état presque complet d'idiotisme, et mourut à 57 ans, laissant un fils auquel il transmit pour héritage sa déplorable passion, avec cette différence qu'un seul litre de vin suffisait souvent à amener une ivresse complète et furieuse.

Montaigne rapporte aussi l'exemple d'un buveur chez lequel le vin était presque impuissant à produire l'ivresse : « l'ai veu, dit-il, un grand seigneur de mon temps, personnage de haultes entreprinses et fameux succez, qui sans effort et au train de ses repas communs ne beuvoit guères moins de cinq lots de vin (1), et ne se montroit, au partir de là, que trop sage et advisé aux despens de nos affaires (2). »

---

(1) Environ dix bouteilles.
(2) Montaigne, liv. II, ch. ii.

Ces exemples, comme notre expérience de chaque jour, attestent que l'intensité de l'ivresse ne saurait être déterminée par la quantité des boissons, mais seulement par l'effet produit; et, pour cela, le magistrat, comme le juré, est obligé de ne juger qu'après avoir étudié toutes les circonstances du fait révélé, après s'être spécialement formé une conviction sérieuse sur les déclarations des témoins, qui feront connaître les habitudes de l'accusé et les suites que produisent sur son intelligence une plus ou moins grande quantité de liquide, puisque souvent quelques verres suffisent pour désorganiser le cerveau, tandis que, chez d'autres, plusieurs litres ne produiront aucun résultat destructeur de la raison.

L'ivresse naîtra plus ou moins facilement, suivant le régime auquel on est soumis. M. le docteur Racle observe, dans son traité *de l'Alcoolisme*, que l'abus de ce liquide destructeur ne se manifeste pas d'une manière identique dans les différentes classes de la société; il dit :

« Les principaux ouvrages écrits jusqu'à ce jour sur l'alcoolisme, ne se sont occupés que des résultats funestes observés chez des individus appartenant aux classes inférieures, comme si les classes supérieures ne comptaient pas dans leur sein des hommes intempérants, et, par cela même, exposés à des résultats funestes. Les effets de l'alcoolisme ont moins attiré l'attention des médecins dans la classe riche, parce qu'ils se présentent avec des caractères particuliers.

» Les phénomènes de l'alcoolisme aigu ou chronique sont notablement retardés chez les personnes aisées. Une alimentation choisie en atténue les effets, et lorsqu'ils se manifestent, la véritable cause échappe souvent; car l'attention est détournée par toutes les autres causes de maladie qui pèsent sur la classe riche : les excès de toute nature, les veilles, les voyages, etc.

» Il n'en est pas de même chez les classes pauvres : l'appauvrissement préalable de l'économie par les privations, par le mauvais régime, par les fatigues excessives, ouvre une porte à toutes les influences possibles. Or, lorsque l'alcool intervient, il ne trouve pas d'obstacle, il jouit de toute sa plénitude d'action; et c'est alors qu'on voit tous ces phénomènes si caractéristiques, qui, à aucune époque, n'ont pu échapper à l'observation médicale . . . .

. . . .

» Dans les classes aisées, le cortége des effets topiques manque souvent, parce que les spiritueux sont rarement pris à jeûn et toujours combattus par une alimentation réparatrice; mais les phénomènes généraux ne manquent pas, et c'est par la *manie alcoolique* et le *delirium tremens* que l'alcoolisme éclate. »

Si le médecin avait été mandé pour donner ses

soins à l'homme ivre, ses observations seraient d'un grand secours; mais il est rare, lorsque des accidents graves ne surviennent pas, que l'homme de l'art soit appelé. Le vice de l'ivresse est tellement répandu, que l'on n'y prend pas garde; ou, avec toute la légèreté de notre caractère, nous rions des excentricités de l'homme dominé par l'alcoolisme. — Il est important de noter encore que l'ivresse ne se révèlera pas toujours par la titubation, par des gestes extérieurs qui habituellement cependant l'accompagnent; il se peut faire qu'un homme soit complétement ivre, sans que pour cela il trébuche : l'ivresse complète, en effet, résulte d'une maladie du cerveau qui en arrête le fonctionnement, et non de signes extérieurs qui n'en sont que l'indicateur; mais l'absence de ces signes n'empêche pas la réalité de l'existence de la maladie, qui n'attaque que le cerveau.

Enfin, relativement à la facilité avec laquelle l'ivresse aura été procurée, comme en ce qui concerne sa durée, il faut toujours rechercher avec soin la nature de la substance enivrante. Il est positif que, si la boisson contenait peu d'alcool, on arrivera plus difficilement à l'ivresse, et que si elle se produit, elle se dissipera plus promptement que lorsque, par exemple, on aura fait abus de l'eau-de-vie. Il est encore certain que l'usage immodéré de certaines boissons, agissant directement sur le cerveau, comme l'absinthe, qui conduit si vite à l'aliénation, produiront des effets souvent foudroyants et persistants. L'âge, le sexe et le tempérament devront, dans tous les cas, être pris en considération (1).

---

(1) Une question intéressante, qu'il n'est pas permis de passer sous silence, quand on traite des suites de l'ivresse, donne encore lieu aujourd'hui à des interprétations diverses : nous voulons parler de la combustion spontanée du corps humain, que produiraient les excès alcooliques, qui, suivant nous, doit rester à l'état de croyance populaire sans fondement. Des objections très-sérieuses se sont élevées récemment en Allemagne, pour détruire cette croyance; nous empruntons à M. Racle les observations suivantes sur ce sujet :

« Le premier cas de combustion spontanée remonte à plus d'un siècle (1725). On a cru avoir observé qu'un homme pouvait être plus ou moins brûlé, sans qu'il y eût, dans les conditions extérieures, aucune explication suffisante de cette brûlure; et lors même que l'on trouvait des combustibles, ils n'avaient jamais paru suffisants pour entretenir une telle combustion : on disait alors que cet homme avait brûlé de lui-même. On aurait dû dire que l'on ignorait de quelle manière il avait brûlé; mais cependant on avait trouvé une apparence d'explication en invoquant l'abus des spiritueux, et en admettant que le corps, imprégné d'alcool comme une éponge, s'enflammait par l'intermédiaire de cet agent et continuait ensuite à brûler lentement, à l'aide des matières graisseuses qu'il contient. Mais encore fallait-il imaginer pour le besoin de la cause, une combustion d'un genre tout-à-fait inconnu et tout-à-fait spécial, puisque, dans l'immense majorité des cas, ce feu ne saurait se communiquer ni aux vêtements, ni aux autres objets combustibles dont la prétendue victime est entourée. Bischoff et Liebig ont attaqué, par une vigoureuse critique, toutes les histoires racontées jusqu'à ce jour. Ils font remarquer qu'aucun des auteurs qui les ont rapportées, n'avait été témoin oculaire des faits de combus-

L'ivresse peut être simulée, c'est incontestable; certaines personnes poussent loin l'art de la simulation

---

tion humaine spontanée; qu'aucun témoignage sérieux ne garantit l'authenticité des détails, et qu'elles ne sont peut-être acceptées que par le merveilleux qui s'y attache.

M. Liebig, entrant ensuite dans une argumentation plus serrée, fait remarquer que les 45 ou 48 cas décrits depuis 1725, ont tous cela de commun que : 1° ils ont eu lieu en hiver ; 2° sur des buveurs d'eau-de-vie en état d'ivresse ; 3° dans des pays dont les chambres sont chauffées par des cheminées ouvertes et des foyers de charbon, en Angleterre, en France et en Italie : en Allemagne et en Russie, où l'on chauffe avec des poêles, les cas de mort par combustion spontanée sont excessivement rares. Ensuite, les descriptions qui datent du siècle dernier, portent toutes le cachet de l'invraisemblance : d'ordinaire, il est dit que le corps entier avait disparu, ne laissant d'autres traces dans la chambre qu'une tache de graisse et quelques restes d'os. Or, tout le monde sait que le moindre os brûlé devient blanc et perd un peu de son volume, mais conserve, après la combustion, 60 à 64 pour 100 de son poids, et le plus souvent sa forme première.

Attaquant ensuite l'hypothèse de l'imprégnation de la substance du corps par l'alcool, M. Liebig présente les importantes objections qui suivent : « Une substance difficilement combustible ne peut pas, par son association à une autre substance facilement combustible, acquérir les propriétés de celles-ci. On n'arriverait à une combustion un peu importante qu'en éloignant les causes d'incombustibilité, ou bien en augmentant les surfaces, de manière à favoriser l'accès et le contact de l'air.

» Lorsqu'on imbibe une éponge ou un morceau de papier avec de l'eau-de-vie ou de l'alcool concentré, et qu'on l'enflamme, l'éponge ni le papier ne deviennent plus combustibles. L'alcool brûle d'abord, et, lorsqu'il est consumé, le papier peut s'enflammer;

de ce vice. En matière criminelle, la ruse nous semble peu à redouter; car l'ivresse ne sera jamais admise

---

mais il ne brûlera pas avant que l'alcool soit consumé, et ne sera pas plus combustible qu'avant son imbibition ; dans des circonstances semblables, l'éponge ne brûle pas. De même, lorsqu'on plonge un morceau de viande dans la graisse bouillante et que celle-ci s'enflamme, elle brûle ; mais la viande ne brûle ni ne s'enflamme, et ne continue pas de brûler lorsque la graisse est consumée : la graisse n'augmente pas la combustibilité de la viande. — Tout le monde sait qu'une botte de paille brûle facilement : la cause de son inflammabilité est sa légèreté, parce que chaque brin est entouré d'air ; mais la paille hachée est moins combustible : on peut même éteindre un grand feu, si l'on jette sur le corps en combustion une quantité suffisante de cette paille pour le couvrir complétement ; il cesse de brûler, parce que la paille hachée intercepte l'accès de l'air. Le coton, si léger et si combustible, brûle avec difficulté lorsqu'il sert de mèche à une lampe ; la mèche ne se carbonise et ne brûle que dans les parties en contact avec l'air. Mais on peut rendre du papier et de l'éponge très-combustibles en les saturant avec du salpêtre, qui, par lui-même, n'est pas une substance combustible. »

M. Liebig fait remarquer, en outre, que si les tissus animaux desséchés sont assez faciles à brûler, il n'en est plus de même à l'état frais, parce qu'ils contiennent une proportion d'eau de 75 pour 100 ; que toutes les substances qui, pour s'enflammer, réclament une température de 80 degrés, deviennent difficiles à brûler lorsque, étant à l'état poreux, elles sont imbibées d'eau ; car, tant qu'il y a de l'eau, le corps combustible ne peut brûler, même au contact du feu le plus intense, et ce n'est que lorsque l'eau s'est évaporée que sa température s'élève. Il s'enflamme alors, lorsqu'il a atteint sa température de combustion. « On comprendra facilement, dit M. Liebig, pourquoi même l'abondance de la graisse dans sans preuve de sa réalité, sans l'attestation bien démontrée du fait de l'absorption du liquide. Il sera donc

---

le corps n'augmente pas la combustibilité, tant que le corps contient de l'eau : la graisse ne s'enflamme pas, ayant besoin d'un degré de chaleur supérieur pour cela ; elle fond et s'écoule, et lorsque les parties du corps exposées au feu ont perdu leur eau par l'évaporation, ces parties brûleraient avec flamme, même en l'absence de graisse. La présence de la graisse, en brûlant, augmente la flamme ; mais elle ne rend pas le corps plus combustible : on ne peut augmenter la combustibilité du corps que par l'addition de matières riches en oxygène. »

On avait invoqué, même avant les observations de M. Liebig, une altération morbide des tissus, qui devait les rendre aptes à la combustion ; car, dès le premier abord, la difficulté de concevoir de semblables brûlures sans cette condition, s'était présentée à tous les esprits. M. Liebig fait remarquer que c'est là précisément ce qu'il faudrait démontrer ; qu'aucune observation directe n'a été faite sur les restes de personnes qui se seraient ainsi consumées, et que, dans tous les cas, les principales observations ont été recueillies à une époque où l'on n'avait aucune idée des lois de la combustion.

L'auteur trouve une explication plus simple et plus naturelle dans les phénomènes qui accompagnent l'ivresse. Les faits de combustion spontanée ne seraient rien autre chose que des brûlures plus ou moins étendues, survenues chez des individus en état d'ivresse, et qui se seraient mis en contact avec des corps en ignition, comme une chandelle, une chaufferette, quelques tisons enflammés, etc. On s'expliquerait ainsi le peu d'étendue des brûlures dans quelques cas, la combustion incomplète des vêtements et des corps combustibles voisins, et cette circonstance que les accidents n'ont jamais eu de témoins ; car, dans les cas de profonde ivresse, l'individu ne saurait ni se secourir lui-même, ni appeler du secours ;

toujours difficile, sinon impossible, à l'homme qui feindra l'ivresse, de jouer son rôle jusqu'au bout sans se trahir, et surtout de justifier de son état d'aberration.

Il ne faut pas toujours attribuer l'ivresse, soit à l'intempérance, comme dans l'ivresse volontaire, soit à

---

et, d'ailleurs, il ne sent rien. Ces cas seraient absolument analogues à ceux des ivrognes qui se couchent près d'un four à chaux et brûlent souvent complétement d'une manière horrible.

Quant aux flammes bleues et légères que l'on aurait observées pendant l'obscurité à la surface du corps de quelques personnes adonnées à l'alcool ; quant à ces flammes qui s'échapperaient de la gorge d'individus ivres, nous n'avons pas besoin de dire ce que les hommes sérieux doivent en penser.

Ces critiques et ces explications ne sont pas restées sans réponse, et, malgré tout ce qu'elles ont de plausible, M. Devergie persiste dans une manière de voir tout opposée, et s'efforce de réfuter toutes les assertions précédentes. Il soutient que l'état morbide invoqué peut exister, quoiqu'il ne soit pas démontré; que la graisse ne contient que 12 à 15 pour 100 d'eau ; que peut-être l'alcool subit dans nos organes, soit pendant, soit après l'absorption, une modification qui le transforme en une matière combustible et assimilable. Pour transformer l'alcool en chloroforme, il suffit, dit-il, d'un peu de chlorure de calcium et d'une température de 60 degrés !

Malgré les autorités sur lesquelles s'est appuyé M. le docteur Siébold, après M. Devergie, et auxquelles il faut ajouter les noms de MM. Royer-Collard et Roesch, il nous paraît impossible que l'opinion du monde savant ne soit pas profondément modifiée par les intéressants travaux de MM. Bischoff et Liebig. La combustion humaine spontanée a donc usurpé droit de domicile dans la science. (Racle, *de l'Alcoolisme.*)

un excès qui, par surprise, aura envahi le cerveau; il existe des circonstances exceptionnelles, il est vrai, où le péché d'ivresse n'apparaît pas, bien que l'ivresse se produise; il est possible, en effet, qu'elle constitue une maladie *sui generis,* une véritable monomanie. Les malades ainsi affectés, dit Esquirol, avaient antérieurement des mœurs douces, des habitudes de sobriété : ils ont changé tout-à-coup. L'accès fini, les malades rentrent dans leur habitude de tempérance. Après avoir cité un grand nombre d'exemples, ce docteur continue ainsi : « On ne peut nier qu'il existe une maladie mentale, dont le caractère principal est un entraînement irrésistible pour les boissons fermentées. Observée avec soin, on y retrouve tous les traits caractéristiques de la folie partielle, de la monomanie. Toutes les fois que le délire ou la folie sont précédés d'abus de boissons fermentées et surtout d'ivresse, on est disposé à accuser cet abus d'être la cause primitive des désordres cérébraux; et cependant, dans quelques cas, cet abus n'est que le premier symptôme, et quelquefois le symptôme caractéristique d'une monomanie commençante. Tantôt, au début de l'aliénation mentale, l'estomac est dans un état particulier qui jette le malade dans un affaiblissement physique excessivement pénible : l'estomac alors appète les boissons fortes; c'est un appétit désordonné, c'est le *pica.* Tantôt, dès l'invasion de la folie, le moral est affaissé, le malade est sans énergie, incapable de

penser et d'agir; il est accablé d'ennui et de morosité :
il boit d'abord pour s'exciter, pour se distraire; et
bientôt il s'enivre. Dans les deux cas, le besoin de
boire est instinctif, impérieux, irrésistible; le malade
se précipite sur toute sorte de boissons fortes : il
s'irrite et devient dangereux, s'il ne peut se contenter.

» Ce besoin des boissons alcooliques persiste pendant
toute la durée du paroxysme, après lequel le conva-
lescent redevient sobre et reprend toutes les habitudes
d'une vie tempérante. — Les malades atteints de cette
monomanie cèdent à un entraînement auquel ils n'ont
pas le pouvoir de résister; cet entraînement est d'autant plus impérieux, qu'il a dégénéré en habitude. Les
motifs les plus puissants, les résolutions les plus fortes,
les promesses les plus solennelles, la honte et le danger auxquels ils s'exposent, les supplications de l'amitié, rien ne peut détourner ces malheureux de ce
déplorable penchant (1). »

M. le docteur Marc désigne cette monomanie ébrieuse
sous le nom de *dipsomanie;* elle est produite, suivant
lui, par une disposition organique anormale. Quoique,
dans les cas les plus fréquents, l'appétence des dipso-
manes les porte vers l'eau-de-vie, il est certain cependant
que les autres liqueurs fortes et même le vin
sont recherchés par eux. « S'il est des cas, dit-il, où

---

(1) Esquirol, *Des Mal. ment.*, t. Ier, p. 370.

l'abus des boissons fortes a pu seul, sans préexistence d'un état maladif, déterminer celui-ci, il en est d'autres aussi où cet état pathologique peut produire la dipsomanie chez les personnes les plus sobres jusque-là. Parmi les causes de cette fâcheuse disposition, il faut surtout compter le chagrin, la disposition héréditaire, et, chez les femmes, l'âge critique; il est constant qu'à cette époque, il s'opère, chez un grand nombre d'entre elles, des changements généraux tellement sensibles, qu'ils frappent l'observateur le moins exercé. Leur constitution, leurs propensions, leurs mœurs, acquièrent quelque chose de viril, et il n'est pas rare alors de voir se développer chez elle un goût indomptable, souvent effréné, permanent ou plus souvent encore périodique, des boissons fortes; goût qui acquiert les caractères les plus tranchés de la dipsomanie (1). »

Il est important, dit à son tour M. Morel, au point de vue de la médecine légale, de bien établir que tous les malheurs qu'entraîne l'abus des spiritueux ne doivent pas être exclusivement attribués à la perversité de la nature humaine, et que, dans certaines situations pathologiques, l'homme est irrésistiblement poussé à commettre des actes que l'absence de liberté morale soustrait seule à l'action de la loi (2). Ce médecin

---

(1) Marc, *De la Folie*, t. II, p. 601 et suiv.
(2) Morel, *Des Dégénéresc.*, p. 131

reconnaît ensuite que les tendances à l'alcoolisme provoquées par certaines affections organiques, réagissent chez l'homme dans le sens des déviations maladives; il ajoute qu'il a eu de nombreuses occasions d'observer l'influence des maladies organiques et d'affections nerveuses spéciales sur le développement de cette passion irrésistible.

Suivant M. Roesch, le dipsomane continue encore d'éprouver des souffrances diverses, après que le paroxysme est passé. Il est très-irritable et se livre aisément aux affections les plus violentes : il a des hallucinations de toute espèce; il entend surtout des voix qui le poussent à faire telle ou telle action, et il n'a pas de repos jusqu'à ce qu'il ait obtempéré à cette injonction. De cette manière, il peut commettre à jeun des crimes qui ne sauraient lui être imputés. Rien n'est plus réel que cette maladie, à laquelle Hufeland a imposé le nom de *polydipsie* ébrieuse ou *dipsomanie*. Le premier qui ait appelé l'attention sur cette maladie spéciale, est un médecin établi en Russie, le docteur Brulh-Cramer (1).

Cette distinction à établir entre l'ivresse *procurée* et l'ivresse conséquence d'une affection mentale constituant la dipsomanie, devait être signalée; mais, au fond, quand il s'agit d'apprécier le degré de responsa-

---

(1) Roesch, *De l'Abus, etc.*

bilité, on arrive invinciblement au même résultat. A la
vérité, dans la dipsomanie, on peut dire : que l'ivresse
n'est plus un fait immoral; qu'elle ne saurait être
imputée à faute, puisque c'est en raison de la maladie
qu'elle se produit, et qu'elle ne se produit qu'*ipso
facto* de cette maladie, une force irrésistible conduisant
le monomane à boire. En réalité, l'examen de cette
question n'a d'intérêt légal que dans le cas où l'accusation prétend qu'il y a eu ivresse préméditée; alors,
il peut y avoir une sérieuse importance à rechercher
si l'ivresse n'est pas la suite de la dipsomanie. Dans
tous les autres cas, comme il est bien constant que
la complète ivresse advenue amène délire et folie, les
actes commis en cet état seront non imputables : *Non
potest improbus videri qui ignorat* (1).

Nous connaissons le fléau désormais, nous en voyons
sans cesse les suites désastreuses; aussi, l'esprit et le
cœur aspirent-ils à trouver un remède qui, en
régénérant l'homme adonné à cette sale passion, le
préserve des excès qu'une folie passagère d'abord, puis
constante, amène à sa suite. — En France, notre
caractère essentiellement léger nous empêche souvent
de juger l'ivresse aussi sévèrement qu'elle devrait
l'être : si un homme ivre louvoie à travers nos places
publiques, ses excentricités ne seront d'ordinaire qu'un

---

(1) *Dig.*, de div. reg. juris.

sujet de rires; nous ne songeons pas assez que c'est approuver l'ivresse que de ne pas la condamner.

Frappées des désastres causés par ce vice, quelques nations étrangères ont, dans ces derniers temps, tenté de nobles efforts pour arriver à extirper cette maladie endémique et contagieuse, qui amène la dégénérescence morale et physique. — « Les inquiétants progrès, lisons-nous dans les *Annales d'hygiène,* que les abus des boissons spiritueuses ont fait depuis un certain temps dans presque tous les pays, mais principalement aux États-Unis, ont donné lieu à l'établissement de Sociétés dites de *tempérance.* Ces Sociétés ont paru d'abord dans l'Amérique septentrionale; mais il s'en est formé ensuite dans beaucoup d'autres pays. La première fut instituée à Boston en 1813; elle défendit l'abus de l'eau-de-vie, mais elle en permit l'usage. Il résulte de là que la défense fut éludée sous différents prétextes, et que, durant une période de douze à treize ans, les efforts de la Société n'aboutirent presque à rien. Au commencement de l'année 1826, plusieurs habitants influents de Boston se réunirent pour en fonder une autre, qui s'imposa le devoir de renoncer entièrement aux boissons spiritueuses.

» En 1828, on comptait déjà aux États-Unis deux cent vingt-deux Sociétés de tempérance, ayant les mêmes statuts, et l'on peut porter à trente mille le nombre de ceux qui s'étaient engagés, pour eux et leur famille, à s'abstenir de toute boisson alcoolique. Dès

1829, on remarqua une diminution considérable de la mortalité parmi les personnes âgées de moins de quarante ans. En 1831, on essaya, pour la première fois, de supprimer l'usage des liqueurs fortes dans l'armée américaine. L'année suivante, déjà cinq cents vaisseaux sortirent des ports de la république sans avoir à bord aucune de ces liqueurs, et les compagnies d'assurances commencèrent dès lors à baisser leurs primes d'environ cinq pour cent. Le secrétariat d'État du département de la marine rendit une ordonnance portant : Qu'à bord des vaisseaux de guerre, chaque matelot qui renoncerait à sa ration de grog, recevrait un dédommagement journalier; cette mesure eut un succès extraordinaire. Vers la fin de la même année, le ministre de la guerre ordonna que les troupes des États-Unis ne recevraient plus désormais de boissons spiritueuses ni d'équivalent en numéraire, mais des distributions de sucre, de café et de riz. Pendant l'année suivante, les Sociétés de tempérance établirent en principe que la fabrication et le commerce des boissons spiritueuses étaient contraires à la morale.

» En 1834, il se forma à Philadelphie, sous le nom d'*Union de la Tempérance des États-Unis,* une association générale, dont le but était de mettre les différentes Sociétés en harmonie les unes avec les autres. En 1835, deux millions d'Américains avaient renoncé à l'usage des liqueurs fortes, quatre mille distilleries étaient éteintes, huit mille marchands

avaient quitté le commerce des boissons spiritueuses ;
plus de douze cents capitaines de vaisseaux n'en pre-
naient plus à leur bord, et plus de douze mille ivrognes
avaient renoncé à boire.

» La première Société de tempérance en Europe fut
établie en 1829 à New-Ross, dans l'Irlande, et d'autres
se constituèrent bientôt, tant en Irlande qu'en Écosse.
En 1830, il s'en forma aussi en Suède, en Finlande et
sur quelques points de la Russie. Au mois de mai
1831, fut fondée celle de Londres, ayant pour président
l'évêque de la ville.

» Cette institution a trouvé également accès en
Allemagne. Des Sociétés de tempérance ont été établies
dans le pays de Saxe-Weimar, à Genève et à Fribourg,
en Suisse.

» Partout ces sociétés ont fait du bien ; car, non-
seulement la mortalité a diminué, mais encore les
crimes sont devenus moins fréquents, et le goût du
travail a reparu, ainsi que la tranquillité domestique. »

Ces louables tentatives, qui ont eu des résultats avan-
tageux, n'ont pas été mises en pratique chez nous ;
pas plus, du reste, que chez nos voisins, elles n'eussent
guéri la plaie de l'ivrognerie. Là où le mal est grand,
il faut un remède radical, puissant, de nature à combattre énergiquement la maladie ; car, qu'on le remarque, si l'homme avili par l'ivresse est le premier
victime, en demeurant sur la voie dont l'issue est la
démence, l'idiotisme, une mort anticipée et la dégéné-

rescence de sa postérité, il est non moins certain que l'ivresse a ses instants de sérieux périls pour la société. Quels seront donc les moyens curatifs ou tout au moins atténuants de cette calamité ?

Suivant nous, ils sont de deux sortes :

1º Peine à infliger à l'homme surpris publiquement en état d'ivresse ;

2º Diminution et réglementation des cabarets, débits et auberges.

En France, aucune loi n'atteint l'ivresse. C'est un malheur et un scandale, il faut l'avouer, de voir chez un peuple civilisé, chez lequel les nobles aspirations ont toujours de l'écho, ces êtres abrutis par l'alcool et l'orgie, parcourant nos rues en franchise, et dont la vue suffit pour que l'honnête homme s'empresse de leur céder le pas, pour éviter un contact répugnant. Tous les blâment et les condamnent; seule la loi est muette. La police, elle-même, n'agit que si, l'ivresse abattant sa victime, elle tombe sur le pavé et devient un objet gênant la circulation : alors on enlève *l'obstacle;* ou bien encore, le tapage injurieux de l'ivrogne attroupant le public, le poste voisin le reçoit, et, le lendemain, il recouvre sa liberté et peut recommencer tout à son aise les dérèglements de la veille. S'il y a eu tapage, si la tranquillité de l'habitant a été troublée, une petite amende sera appliquée au contrevenant à l'article 479 C. P., c'est-à-dire au tapageur; l'ivrogne reste impuni.

Quelques municipalités ont compris le péril et ont tenté de louables efforts pour le conjurer; les meilleures intentions ont été méconnues, et il a fallu revenir aux arrêtés de rigueur. — Nous signalerons spécialement la sollicitude avec laquelle M. le maire de Versailles et le conseil municipal de cette ville se sont appliqués à combattre l'ivrognerie. — Le conseil municipal de Versailles prenait, pour l'année 1851, un arrêté par lequel il était alloué au maire de cette ville une somme de mille francs pour fonder des prix de tempérance; cet arrêté est ainsi conçu :

« Vu les lois des 16 et 24 août 1790, 28 pluviôse an VIII, 18 juillet 1837, l'arrêté de M. le maire de Versailles, en date du 1er octobre 1850, ensemble la proposition par lui faite dans la séance extraordinaire du 17 juin 1851, et le rapport de la commission à laquelle ladite proposition avait été renvoyée ;

» Considérant que l'ivresse est une cause incessante de perturbation pour l'ordre matériel, aussi bien que pour l'ordre moral de la cité ;

» Qu'il est du devoir de l'autorité municipale, quelque restreintes que soient par la loi les limites de son pouvoir, de prendre toutes les mesures propres à diminuer les causes d'un semblable mal ;

» Qu'il vaut mieux prévenir les délits que de les punir, et que l'attrait des récompenses peut être un puissant moyen d'action ;

» Délibère :

» Article 1er. — Une somme de mille francs, pour l'année 1851, est mise à la disposition de M. le maire, pour fonder des prix de tempérance.

» Ces prix se divisent en premier et en second prix.

» Chaque prix consiste dans un livret de cent francs sur la caisse d'épargnes, ou dans un versement de parcille somme à la caisse des retraites; le tout au choix de l'intéressé.

» Chaque second prix est d'une valeur égale à la moitié de celle du premier.

» Art. 2. — Une commission spéciale pour chaque quartier, composée de :

» 1o Un conseiller municipal, président, désigné par M. le maire, et appartenant au quartier;

» 2o Le curé de la paroisse;

» 3o Le président du bureau de charité;

» 4o Un entrepreneur notable désigné par M. le maire;

» 5o Et le commissaire de police,

» Est chargée de désigner, après enquête et vérification, les candidats qu'elle propose à M. le maire pour les prix.

» Art. 3. — La liberté d'appréciation la plus étendue est laissée à la commission, qui prendra toutefois en grande considération les habitudes suivantes : l'absence de tout chômage volontaire dans le travail de la semaine, les dimanches et fêtes exceptés; la fidélité à rapporter au ménage ou à la famille le produit intégral du salaire, l'envoi par les père et mère des enfants aux écoles publiques, ou l'assiduité aux cours du soir pour les adultes; le dépôt des économies à la caisse d'épargnes ou à celle des retraites; l'adhésion aux sociétés de secours mutuels et de tempérance, etc.

» Les seconds prix sont destinés notamment aux individus qui, après avoir été, à une certaine époque, adonnés à l'ivrognerie, reviendraient à la tempérance par de louables et persévérants efforts.

» Ils pourront encore servir de récompense et d'encouragement aux débitants dont les maisons seraient notoirement connues pour l'observation rigoureuse des règlements de police qui les concernent.

» ART. 4. — Ces récompenses seront décernées en séance publique, à l'hôtel-de-ville, au jour et avec les formes qui seront indiquées par M. le maire. »

La pensée qui guidait le conseil municipal de Versailles semblait reposer sur des bases solides, puisque la morale de la cité et son repos en étaient les causes déterminantes. Malheureusement, ces sages et louables efforts n'ont pas été couronnés de succès; nous devons à une communication toute gracieuse de M. le maire de Versailles, de savoir que l'expérience des prix de tempérance, qui a duré trois années, de 1851 à 1853,

n'a pas eu tout le succès que l'on devait en espérer ;
car ces prix, lorsqu'ils ont été attribués à des intempérants corrigés, ou soi-disant tels, ont attiré sur eux
des quolibets qui les ont bientôt découragés. Bref, la
saine partie de la classe ouvrière n'a pas compris qu'on
voulût ériger en vertu méritant une récompense, le
simple accomplissement du devoir de sobriété imposé
à tout homme qui a le sentiment de sa dignité.

Si les intentions de la municipalité n'ont pas été
appréciés par ceux-là qui avaient le plus d'intérêt à la
disparition d'un vice désastreux, il faut voir dans cet
aveuglement un système caractéristique de la gravité
du mal, et il faut aussi rendre hommage à la constante
sollicitude du premier magistrat de cette cité, qui,
sans se décourager, a toujours combattu l'ivrognerie.
En effet, le 2 avril 1861, il prenait l'arrêté qui suit,
dont M. le préfet autorisait l'exécution immédiate :

« Le maire de Versailles ;

» Vu les lois des 16-24 avril 1790 et du 18
juillet 1837 ;

» Vu le décret du 29 décembre 1851 ;

» Vu les articles 471, 474, 475, 478 et 479 du
Code pénal ;

» Vu l'arrêté de l'un de ses prédécesseurs, en date
du 1er octobre 1850, et notamment l'article 4, portant
interdiction aux cafetiers, cabaretiers, etc., de donner
à boire aux gens ivres ;

» Vu les observations du Bureau de Bienfaisance de Versailles, relatives à la nécessité de réprimer l'ivrognerie, dont les conséquences sont si funestes aux familles et entraînent tant de misères;

» Considérant que l'ivresse scandaleuse est à la fois une offense à la morale et un danger pour la sécurité des habitants;

» Que les faits de cette nature constatés sur la voie publique semblent annoncer que les débitants ne tiennent pas suffisamment compte de la défense qui leur est faite par l'art. 4 de l'arrêté municipal précité;

» Qu'il convient, dès lors, de compléter cette défense par des dispositions qui en rendent l'application plus large et l'exécution plus facile;

» Arrête :

» ARTICLE PREMIER. — Tout individu qui sera trouvé sur la voie publique, dans les débits de boissons ou autres lieux publics, en état d'ivresse de nature à occasionner du désordre ou du scandale, et présentant un danger pour lui-même ou pour autrui, sera immédiatement arrêté et conduit, à ses frais, au poste de sûreté de la mairie, pour y être retenu jusqu'à ce qu'il ait recouvré la raison.

» ART. 2. — De ce chef, le contrevenant sera traduit devant le tribunal de simple police.

» ART. 3. — Tout individu assisté par le Bureau de

Bienfaisance de la ville qui aura été l'objet de pour-
suites, sera immédiatement rayé des contrôles.

› ART. 4. — Défense est faite aux cabaretiers, cafetiers et autres débitants de boissons de donner à boire
aux gens ivres, de laisser s'enivrer les personnes qu'ils
recevront dans leurs établissements. En conséquence,
lorsqu'il sera constaté qu'un individu est sorti d'un
débit en état d'ivresse, le débitant sera traduit devant
le tribunal de simple police, sans préjudice des mesures
administratives qui seront provoquées contre lui, en
vertu du décret du 29 décembre 1851.

› A l'hôtel-de-ville, le 2 avril 1861.

Signé : › BARTHE. ›

« Par dépêche du 23 avril même année, le
Préfet a autorisé la mise à exécution
immédiate de cet arrêté. »

Voici assurément une initiative qu'on ne saurait
trop louer; mais, ici encore, l'homme surpris en
flagrant délit d'ivresse n'est atteint qu'en raison du
désordre qu'il occasionne; et s'il est conduit au poste
de sûreté, parce qu'il y a danger pour lui à errer sur
la voie publique, il n'y a qu'une mesure préserva-
trice pour lui, mais non le châtiment qu'il mérite. Il
serait à désirer surtout que toutes les municipalités
fussent sévères comme celle de Versailles pour pour-

suivre le débitant qui reçoit ou donne à boire à l'homme déjà ivre. M. le maire de Versailles ne pouvait légalement aller plus loin. Nous souhaitons ardemment de voir son exemple suivi, jusqu'à ce qu'une loi spéciale, nécessaire, intervienne.

Nous disons qu'une loi spéciale est nécessaire. En effet, l'expérience constante des affaires criminelles n'atteste que trop les suites inévitables de l'ivresse, pour que le gouvernement ne prenne pas contre elle des mesures énergiques. Dans l'intérêt général, nous appelons de tous nos vœux une disposition rangeant l'ivresse parmi les délits, et frappant de la peine d'emprisonnement toute personne trouvée ivre dans un lieu public. Il ne suffit pas que tous les gens honnêtes soient unanimes à la flétrir, si, en réalité, on laisse au vice ses libres allures : on ne l'atteindra que par une pénalité rigoureuse; pourquoi reculer à l'employer? Au vice enraciné, il faut le remède violent; si vous voulez la guérison, usez du remède.

La majorité des buveurs affronte, au bout de peu de temps, le regard du voisin, qui bientôt ne prend plus garde à son inconduite; l'habitude empire, le sentiment s'émousse de plus en plus, et l'on est promptement en face d'un dément et d'un acte répréhensible. La peine de l'emprisonnement semble une peine justement méritée par l'ivrogne; mais à cette première pénalité, si elle demeure inefficace, nous croyons indispensable, en cas de récidive, de joindre à l'emprisonnement l'affichage du jugement de condamnation, dans la commune où le prévenu aura été trouvé ivre. Souvent, certaines natures sont peu touchées par la publicité restreinte d'une condamnation à quelques jours d'emprisonnement, qui ne dépasse guère le seuil du tribunal; mais il est rare qu'une publicité par affiches ne retienne pas ces natures endurcies. L'inconduite portée aux regards de tous, remarquée par tous, attestée et répétée par ces témoins muets, devient, dans bon nombre de cas, une aggravation salutaire de peine pour le coupable. Si donc les sentiments de morale ne retiennent pas l'homme enclin à l'ivrognerie, mais que l'œil du public, éveillé par l'énonciation de ses dérèglements, puisse avoir quelque résultat, encore un coup, n'hésitons pas, employons le remède, sauvons l'ivrogne s'il est possible. Après avoir évité le vice par crainte du blâme public, il ne faut pas désespérer de le voir, plus à lui-même, retenu par les sentiments de la morale.

L'utilité de la publication par extrait d'un jugement a été parfaitement appréciée par le législateur; aussi, dans certains cas spéciaux, n'a-t-il pas hésité à prescrire ce moyen. Nous savons tous, par exemple, qu'une condamnation à l'amende en matière de fraude sur la qualité d'une marchandise vendue, touche souvent fort peu celui qui la supporte, l'incarcération même est assez aisément soutenue; la fraude a procuré illégitimement le montant de bien des amendes, souvent de gros bénéfices : le prévenu se résigne donc volontiers, en général. Mais, lorsque la loi autorise le magistrat à prononcer la publication par affiches d'un jugement de condamnation, alors le coupable réfléchit : il est atteint dans sa considération *ostensible ;* sa conduite délictueuse, portée aux regards de l'opinion publique, l'inquiète, le tourmente ; il craint d'être montré au doigt : il s'abstient. Si l'affiche du jugement est ordonnée lorsqu'il s'agit de combattre la fraude en matière de tromperie sur la qualité de la marchandise vendue, précisément parce que la santé publique est compromise, pourquoi serait-on moins rigoureux pour l'ivrogne, puisqu'il s'agit d'un vice dont les suites troublent la paix et la santé de la famille, en compromettant la sécurité de la société? Toute mansuétude ne se comprendrait pas, et si le moyen présente seulement quelques chances, il faut les tenter résolûment.

L'ivrogne atteint, le remède n'a encore été appliqué qu'à une partie de la maladie; il reste à conjurer autant que possible les causes qui y conduisent. Les moyens les plus favorables de l'ivrognerie sont incontestablement tous ces débits où se distribue si facilement le poison destructeur de l'intelligence et du corps. Sans doute, nous avons passé le temps des ordonnances qui, dans un excès de zèle, avaient été trop loin, et rendu par cela même difficile leur maintien; mais aujourd'hui, cependant, il reste beaucoup à faire. Que nous jetions les yeux sur les villes et les campagnes, nous y rencontrons, entassés les uns sur les autres, les cabarets, les débits et tous ces tripots où le liquide est prodigué à toute réquisition. Est-ce par utilité que tous ces bouges sont tolérés? Assurément non. La plupart de ceux qui les hantent ont leur chez eux; ils alimentent le cabaretier en vidant leur bourse, en dilapidant souvent le pain quotidien de la famille, en ruinant leur santé. De pareils lieux ne présentent certainement pas d'utilité, ou, du moins, elle sera toujours très-restreinte.

La vérité de cette idée a été dominante dans le décret du 29 décembre 1851 : les considérants qui le précèdent en reflètent la pensée; ils constatent que les cabarets sont une cause de désordre et de démoralisation. Il est ainsi conçu :

« Le Président de la République, sur le rapport du Ministre de l'intérieur;

» Considérant que la multiplicité toujours croissante des cafés, cabarets et débits de boissons, est une cause de désordre et de démoralisation;

» Considérant que, dans les campagnes surtout, ces établissements sont devenus en grand nombre des lieux de réunion et d'affiliation pour les sociétés secrètes, et ont favorisé, d'une manière déplorable, les progrès des mauvaises passions;

» Considérant qu'il est du devoir du gouvernement

de protéger, par des mesures efficaces, les mœurs publiques et la sûreté générale, décrète :

» ARTICLE PREMIER. — Aucun café, cabaret ou autre débit de boissons à consommer sur place ne pourra être ouvert, à l'avenir, sans la permission préalable de l'autorité administrative.

» ART. 2. — La fermeture des établissements désignés dans l'article premier qui existent actuellement ou qui seront autorisés à l'avenir, pourra être ordonnée par arrêté du préfet, soit après une condamnation pour contravention aux lois et règlements qui concernent ces professions, soit par mesure de sûreté publique.

» ART. 3. — Tout individu qui ouvrira un café, cabaret ou débit de boissons à consommer sur place, sans autorisation préalable ou contrairement à un arrêté de fermeture pris en vertu de l'article précédent, sera poursuivi devant les tribunaux correctionnels, et puni d'une amende de 25 à 500 francs et d'un emprisonnement de six jours à six mois. L'établissement sera fermé immédiatement. »

Voilà une mesure radicale, amende et emprisonnement, sans circonstances atténuantes, c'est-à-dire cumul des deux pénalités ; sévérité qui s'explique par la cause de démoralisation que l'on combat. Et si l'on est fondé à maintenir que le décret du 29 décembre 1851 est principalement politique, il n'en est pas moins constant que le gouvernement rappelle ce grand principe qu'il doit protéger les mœurs publiques par des mesures efficaces. Ce sont ces mesures que nous demandons contre le vice d'ivrognerie, laissé dans l'ombre par le décret précité. Défendre l'ouverture d'un débit sans autorisation de l'autorité administrative, est une excellente précaution ; car la première question sera toujours de savoir s'il y a nécessité d'être affligé d'un débit de plus, abstraction faite de la moralité de celui qui l'ouvrira : si cette indispensabilité n'est pas absolument démontrée, l'autorité administrative doit refuser ; car ce serait créer un nouveau moyen de démoralisation et de désordre.

Est-ce assez faire que de ne pas concéder de nouvelles autorisations ? Nous ne le pensons pas. Si le nombre des débits existant est trop considérable, les mêmes motifs d'ordre public commandent de le réduire. La loi ne peut jamais avoir d'effet rétroactif; aussi les droits acquis doivent être respectés ; mais, à l'avenir, pourquoi, en accordant une autorisation à tel ou tel, ne serait-il pas entendu que, le titulaire cessant le commerce, l'établissement est fermé de droit. L'administration, alors, uniquement préoccupée par l'intérêt général, aurait sa liberté d'action entière, complète, dégagée de toute idée d'intérêt privé.

Nous émettons encore le vœu que, lorsqu'un débitant, buvetier ou limonadier cessera son commerce, aucune nouvelle autorisation ne puisse lui être concédée : il est immoral de voir des spéculations sur l'installation plus ou moins lucrative de pareils établissements, qui atteignent toujours la santé publique.

Tout esprit sérieux, guidé par le désir d'arriver à une salutaire réforme, reconnaîtra l'inutilité comme le péril de ces sociétés de buveurs qui, réunis dans un cabaret, perdent des journées entières en contemplation devant la bouteille, et s'excitent les uns les autres d'autant plus facilement, que le buvetier est toujours prêt à verser le liquide qui tue le consommateur.

Le danger du cabaret se rencontre encore dans les longues veillées d'hiver ; trop souvent l'ouvrier qui a fourni sa journée, trouve dans la réunion tumultueuse de la guinguette un moyen d'abandonner sa famille, de dissiper le fruit d'un travail pénible ; promptement le moral, noyé dans le vin, s'amoindrit, les bons sentiments disparaissent, et l'on arrive vite à cette désorganisation, signalée par le décret de 1851, des affections de famille, d'ordre et d'économie ; l'ivrognerie s'enracine, et le mal devient grave, sinon irréparable. Pourquoi ne pas prendre des mesures exigées par un mal attesté chaque jour? Pourquoi ne pas clôturer de bonne heure les cabarets? Et pourquoi surtout ne pas restreindre, restreindre encore, et toujours restreindre ces tristes établissements? La société rencontrera alors sécurité, la famille y gagnera, et la santé publique périclitera moins ; car il est constant que, à de rares exceptions, l'homme ne se livre pas seul aux excès des alcooliques. Seul, il boit à son besoin et s'arrête lorsqu'il est satisfait.

Le mal ne peut trouver d'atténuation que dans la réserve extrême que l'on apportera à donner une autorisation d'ouverture ; cette réserve puise sa source dans les considérants du décret de 1851, qui doit être largement appliqué, puisque l'utilité réelle des débits ne se conçoit guère que pour l'homme éloigné de son domicile. Si l'on argumente de la nécessité de s'alimenter, pour les petits ménages qui ne peuvent avoir de provision de vin, nous répondrons qu'il y a des débits à emporter ; s'il n'en existe pas, il s'en créera, et nous serons facile pour ce genre spécial de commerce, où la consommation, étant emportée, sera, sauf exception, toujours modérée. Mais évitons avant tout les réunions de buveurs, l'entraînement, les dépenses folles et la perte d'un temps précieux.

Dans sa consciencieuse étude sur l'alcoolisme, M. Racle n'hésite pas à reconnaître que c'est surtout dans les classes ouvrières que les boissons sont usitées et produisent leurs dangereux effets. Les ouvriers s'invitent mutuellement à boire du vin, de l'eau-de-vie, de l'absinthe, à toute heure de la journée et de la soirée. Le danger vient moins de la quantité d'alcool ingéré, que de ce qu'il est pris sans aliments solides. Une pratique pernicieuse, dans cette classe, est l'usage du vin blanc ou de l'eau-de-vie le matin, sans aliments, sous le

funeste prétexte de se préserver des influences miasma-
tiques. Une autre cause de danger réside dans l'oisiveté
des jours de repos, dans l'habitude de se réunir dans
les cabarets, dans l'exemple que les jeunes gens reçoivent
de leurs compagnons ou de leurs parents, dans la honte
qu'ils auraient de ne pas faire comme tout le monde (1).

Si l'ivrognerie, vice rongeur de l'intelligence, ne
peut être détruit tout-à-coup, les mesures énergiques
présentant quelque espérance de succès doivent être
immédiatement employées.

Souvent l'aubergiste est le complice de l'ivrogne;
car il lui fournit sciemment l'alcool qu'il devrait lui
refuser. Ainsi, quand un homme déjà ivre se présente
dans un débit, et qu'il n'en est pas éconduit sur-le-
champ par le maître de la maison, ou s'il lui donne
à boire, nous disons qu'une pénalité sérieuse doit le
frapper. Il n'a aucune excuse acceptable à fournir :
il voit l'état du chaland; il sait qu'il ne peut ni juger,
ni rien apprécier; s'il concourt encore, poussé par
l'appât du gain, à fournir à ce malheureux, il manque
aux premiers devoirs de sa profession; il contribue
directement à tous les malheurs que l'ivresse engen-
drera. Nous demandons de tous nos vœux, pour prévenir de pareils actes, que l'aubergiste qui aura
reçu chez lui ou fourni des boissons à un homme

---

(1) Racle, *De l'Alcoolisme*, p. 42.

notoirement ivre, soit condamné à la peine de l'emprisonnement avec affiche du jugement, et qu'au cas de récidive, le jugement la constatant ordonne la fermeture immédiate du cabaret. En engageant l'intérêt matériel de l'aubergiste, on obtiendra de lui ce que les lois de la morale étaient impuissantes à réaliser.

Il est un autre abus que l'on ne saurait tolérer : il n'arrive que trop souvent que les aubergistes soient assez imprudents pour autoriser, dans leurs établissements, de ces paris insensés qui consistent à boire dans un temps déterminé, toujours fort court, une quantité exagérée de liquide. Si ces folles gageures n'amènent pas toujours la mort, elles détruisent toujours la santé ; il est manifeste alors que, si des accidents surviennent, si la mort s'ensuit, comme il arrive trop fréquemment, l'aubergiste qui a fourni le liquide dont il n'ignorait pas l'usage qui allait en être fait, a commis la plus grave de toutes les imprudences. Dans ce cas, l'art. 319 C. P. lui est applicable, parce qu'il est constant que c'est son fait d'imprudence qui a occasionné la maladie ou amené la mort. En dehors des dispositions de cet article, il n'est pas douteux qu'il ne soit passible de dommages et intérêts, par application des articles 1382 et 1383 C. N. (1).

---

(1) Quiconque, par maladresse, imprudence, inattention, négligence, ou inobservation des règlements, aura commis involontai-

Vainement le débitant, pour échapper à l'action civile, dirait-il que c'est par le fait du buveur que l'accident est arrivé; ce moyen n'a pas de vitalité légale : d'abord, le fou qui tient de semblables paris, n'est plus à lui-même, et il fait faute de fournir à l'homme ivre un nouvel aliment à la maladie existante; il fait faute encore en livrant, pour la consommer, une quantité de liquide en disproportion avec un besoin raisonnable. Enfin, dirigeant une industrie qui offre des dangers, il ne saurait jamais prétexter de son ignorance des faits reprochés; il n'est autorisé dans son exploitation, qu'à la charge de veiller soigneusement à ce que le liquide dont il fait bénéfice ne soit pas une cause d'accidents ou de maladie, par suite des quantités déraisonnables qu'il livrera.

Quelquefois le débitant, Dieu merci, c'est une rare exception, n'hésite pas à mettre en vente des liquides falsifiés; si encore la boisson n'était qu'étendue d'eau, il y aurait tromperie punissable, sans doute, mais la santé

---

rement un homicide, ou en aura été involontairement la cause, sera puni d'un emprisonnement de trois mois à deux ans, et d'une amende de cinquante francs à six cents francs. (Art. 319 C. P.)

Tout fait quelconque de l'homme qui cause à autrui un dommage, oblige celui par la faute duquel il est arrivé, à le réparer. (Art. 1382 C. N.)

Chacun est responsable du dommage qu'il a causé, non-seulement par son fait, mais encore par sa négligence ou son imprudence. (Art. 1383 C. N.)

publique ne serait pas compromise; ce genre de fraude n'atteindrait pas le but : il faut au buveur endurci un liquide aiguillonnant son palais blasé; il faut *du sec.* Aussi a-t-on trouvé des liqueurs alcooliques remontées à l'aide d'acides essentiellement nuisibles et dangereux; dans ce cas, aucune excuse n'existe pour l'aubergiste; il sait d'avance les conséquences désastreuses que son âpreté au gain entraîne pour le consommateur; il est inhabile à invoquer son ignorance; le prix qu'il a payé sa marchandise lui en indique la qualité, et il doit, du reste, toujours s'assurer de ce qu'il livre au public, sous sa garantie personnelle.

Pour lui, une pénalité sévère est commandée par la gravité du délit : l'emprisonnement avec affiche du jugement doit être suivi de la fermeture immédiate d'un pareil établissement. Le débitant qui ne craint pas de verser une liqueur empoisonnée ou falsifiée au consommateur, n'offre plus confiance pour l'avenir; toute faiblesse à son égard serait un encouragement. Pour obtenir garantie de la loyauté des liquides servis au consommateur, on doit souhaiter que les agents de l'autorité soient réveillés de leur regrettable somnolence, en ce qui touche une surveillance incessante de ce genre de fraude. Ce n'est que lorsqu'ils recevront des ordres formels de se livrer à des vérifications suivies, que le mal pourra être atteint.

Comme complément des mesures qui nous semblent commandées par la gravité de la situation, nous voudrions voir une défense absolue, édictée contre l'aubergiste dont l'établissement aura été fermé, de reparaître dans un autre débit; il ne saurait inspirer confiance; sa présence à demeure dans l'établissement d'un tiers serait toujours une cause de légitime suspicion; il importe que le contact de ses habitudes condamnées, ne puisse réagir sur celui auquel l'autorité a concédé l'ouverture d'un débit.

Nous sommes sévère, nous le savons; mais au mal qui gagne chaque jour, qui est une cause de dégradation et de dégénérescence de l'espèce humaine, au mal dont les conséquences sont souvent fatales à l'intérêt général, lésé par un crime commis dans un moment de folie réelle causée par l'ivresse, la digue à opposer ne saurait être trop solide.

Nous connaissons le mal : ne désespérons pas de l'avenir; la morale publique est engagée dans cette question : c'est au législateur qu'est imposée la mission d'atteindre le but; seul, il en possède les moyens.

TABLE

—

CHAPITRE PREMIER.

CHAPITRE DEUXIÈME.

CHAPITRE TROISIÈME.

CHAPITRE QUATRIÈME.